# 落語的 漢方のすすめ

### メディカル・エンタテインメント，蘭方のたわ言・漢方の寝言

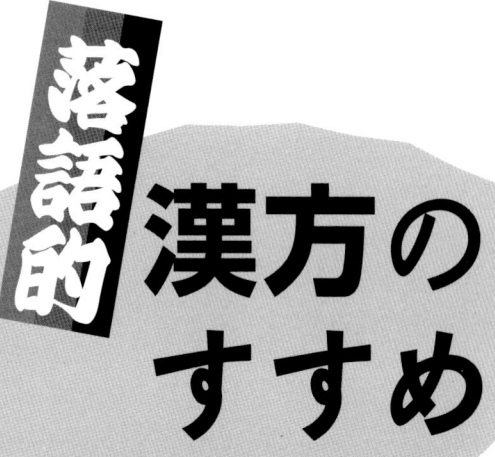

茨城県水戸赤十字血液センター所長 **佐藤純一**

下田医院院長 **下田哲也**

中外医学社

# はじめに

　本書は「漢方医学の考え方を楽しく学んでいただく」ことを目論んで作りました。

　著者二人は自治医科大学で、ごく年の近い先輩後輩です。片割れの佐藤純一は普通の内科医。私（下田哲也）は「精神医学系漢方医」を自称している、主観的には普通の医者なんですが、客観的にはかなり変わっていると目されている医者です。

　そんな二人が「メディカル・エンタテインメント、蘭方のたわ言・漢方の寝言」という題名で「月刊地域医学」という雑誌に2002年から2004年にかけて連載した雑文がベースになっております。

　連載が始まり、継続するに至った経緯は、本文をお読みいただけばご理解いただけると思いますので、ここでくどくど述べることはいたしませんが、相方佐藤純一と私、ともに飲んべえで、落語好きという特質を共有いたしおりますので、語り口は落語というか寄席芸的な雰囲気が濃いものになっております。

　その作意が成功しているか否かは、読者諸賢のご判断にゆだねるしかありませんが、同じ内容・メッセージを、論文調モノローグでやったとしたら、こういう形で出版されることはなかったでしょうね。まあ、それなりに成功したのかな……と著者としましては一人よがっております。

　序文でこんなことを書いてしまうとネタバレかもしれませんが、若き日の佐藤先輩、後輩の私に「哲ちゃん、医学は知識かもしれないけど、医療は知恵なんだよ」と説教してくれました。

　唐突なたとえと感じられるかもしれませんが、囲碁や将棋における定石〜定跡は知識の領域でしょう。「定石を覚えて二目弱くなり」との古典傑作囲碁川柳がありますが、「定石」という知識を活用す

る知恵は、なかなか言語化するのが難しいところのようです。

　もちろん医療は「医学という知識の体系」をベースに実践されるべきものでしょうが、知識を活用し「臨床的フレキシビリティ」を増すための知恵の部分は、各々の臨床家個々の工夫にゆだねられてきたように思います。

　ところが漢方医学（はたして漢方が「医学」の名に値するか？という意見はごもっともといたしまして）は、厳密な「知識」というより「それを活用する知恵」の源泉というニュアンスを感じさせる体系なのです。

　おそらく相方佐藤純一は、漢方の持つそんな側面を直感し、漢方専門家を自称しているとても親しい後輩（どのくらい親しいかは本文にも書いてあります）の私を相方に選び、臨床的知恵のありようを論じたく、この連載を発案したのではないかと、今旧稿を読み返して感じているところです。

　本書本文の文体、医学書としてみますと、よく言えば非常にユニーク、悪く言えばハチャメチャである自覚は持っております。ただ、このテーマを真面目な論文調の文体で書ききるほどの自信というか図々しさを、佐藤・下田の両名は持ち合わせていなかったが故の必然とも思います。慧眼なる読者諸賢にあらせられましては、そのあたりの感覚ご理解下されば幸いです。

　あ、それから漢方はともかく「蘭方」という言葉がわかりにくいのではというクレームが身内から発せられました。釈迦に説法でしょうが一言申しますと、江戸時代の日本の医療は中国オリジンのもの（つまり今で言う「漢方」ですな）しかなかったところに、西洋（オランダ"阿蘭陀"経由）の体系が入ってきた。ではそれを「蘭方」と称して伝統的な中国オリジンの医学と区別しようということで、漢方・蘭方という表現がされるようになったらしいです。

　ま、ごく軽く「蘭方＝西洋医学」とご理解あれ。

ハチャメチャな本書ですが、読者諸賢のつれづれのエンタテインメントとなり、かつ、「臨床的知恵」のありようを考えるきっかけになるならば、著者両名これ以上の幸いはございません。
　2002〜2004年の雑誌に連載された部分は、出来るだけ原型を保存したかったので、各回のはじめと終わりにプロローグとエピローグを文責下田で付けました。
　それでは我々の「たわ言・寝言」対決お楽しみあれ。

下田 記

# 目 次

第1回　開口一番……………… 1
第2回　陰陽論1……………… 15
第3回　陰陽論2……………… 27
第4回　五行論1……………… 43
第5回　五行論2……………… 57
第6回　証について1………… 73
第7回　気虚証について……… 86
第8回　証について2………… 95
　　　　（虚実概念を中心に）
第9回　漢方臨床の実際……… 107
おわりに……………………… 121

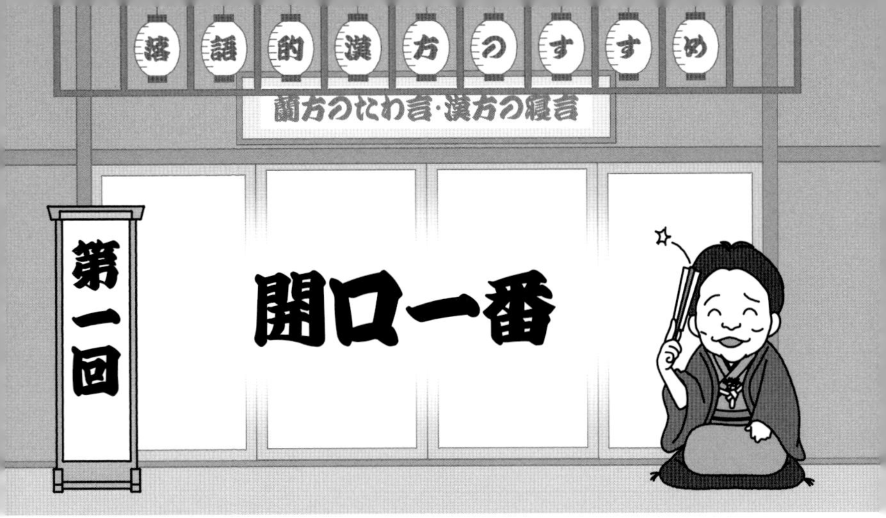

# 第一回 開口一番

蘭方のたわ言・漢方の寝言

## プロローグ 1  マクラ

　物書きとしての私は「誇張はするけど作らない」のがポリシーです。いえなに、単に創作力がないだけなんですけどね。

　第一回目は佐藤先生が本章の「蘭方編」の手書き原稿を我が家に突然ファックスしてきたところから始まりました。「漢方編」の後段「地域医学読者の皆様へ」のところで書いたこと、紛れもない事実でして、さほどの誇張すらしておりません。

　ファックスの4～5日前、確かに二人とも一杯機嫌の時間帯に「月刊地域医学誌に漢方医学の解説連載を、くだけた調子でやったら面白いかもね……」てな電話でのやりとりがございました。本文でも書きましたが、まさか本当に始めるとも思ってませんでしたし、実際やるにしても、あそこまでくだけた文体と内容で書いてくるとは思ってもいませんでした。

　彼が生まれ育ったのは東京の下町、そこは私の父が育った地でもありまして、同町内に親父の同級生Ｉ氏も暮らしており、私が

自治医科大学に入学することが決まったとき、I氏が父に電話してきて「佐藤純一って面倒見のいい若い衆がいるから、あいさつしとけ」てなやりとりがありまして、学生寮に入寮したその日からしっかり面倒みてもらったという仲なのです。具体的にはアブサンという強烈なリキュールの一気のみという洗礼でしたが。

　後輩にとって先輩という存在は永遠に先輩でして、ちょいと命令には逆らいがたいものがあります。それに私自身、柔らかエッセイなら書くこと嫌いじゃありませんので、ついついその気になりリレーエッセイの第一回目を書いてしまったというわけです。

　二回目からは形式が変わるのですが、まずは第一回目。蘭方のたわ言と漢方の寝言エッセイ二本立てお楽しみあれ。

## 【蘭方編】

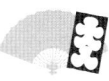

　「ガッハッハッ。モシモシ、哲っちゃん。ワシ。石岡のインチキ蘭方医。いやー、哲っちゃんも義理堅い。アタシの本の書評まで書いてくれもちゃって。ホント、世の中ってえヤツ、持ちつ持たれつだね。ショーバイってえのはアキナイてえぐらいなもんだ。働くってえのはハタの人をラクにするためにやるってえことを言う。そういうつもりで精出してりゃあ、そのうちお互い運も開けてくるってえもんだ。ねえ、そば屋さん（誰が？）。また何かの機会にこの調子で仲間褒めに励もうじゃねえか。え？　月刊地域医学でまた何かやる？いいねえ。一体何をやろうってえんだい。フーン。漢方をしらない蘭方医と、蘭方を知らない漢方医のリレーエッセイ？　そりゃ面白い。アガワとダンフミの線で。本にして売れたら印税は山分け？

　ガッハッハッ。小さいよ。ノーベル文学賞と芥川賞を目指しましょう。じゃあ、とりあえず、それ載せてくれるかどーか、藤本健

第一回　開口一番

ちゃんに電話して聞いてみるから。じゃあね。」

「モシモシ。神経内科の医局でらっしゃいますか。ワタクシ、石岡第一病院の内科のサトウと申します。いつもお世話になっております。ちょっと患者さんのことでご相談がございまして、藤本助教授をお願いいたしたいのですが……。………モシモーシ、あっ、健ちゃん。ワシ。東京都第3期、佐藤純一。いいでしょ。競輪選手の紹介みたいで。ガッハッハッ。え？　患者さん？　ウソだよーん。だまされた？　まあいいや、実は別の用事なのだよ。………というわけで、ワシと下田の哲ちゃんで、月刊地域医学、全国1000万読者（そんなにいるかな？）のために、この誌面をお借りして、蘭方が知らない漢方の常識、また漢方が疑問に思う蘭方の知識を、面白おかしくお伝えしようってわけだ。どーだい。書いてもいい？　書くよ。えっ、書くったら書いちゃうよ」

というわけで、迷惑電話と災難は忘れた頃にやって来る、藤本先生、ごめんなさい。

実は私はシャイな人間でして、シラフでは電話や目覚まし時計が大の苦手なのです。眺めているだけで何時鳴り出すんじゃないかとドキドキしてしまいます。ところがその反動なんでしょうか。一旦、酔払うともう誰かに電話したくて我慢できなくなるのです。フウッ。我ながらイヤな性格。

そう言えば酔った勢いで北海道の同級生の自宅に節税マンションのセールスマンを装って電話した時は面白かったですね。奥さんがドキマギしてました。用もないのにわざわざ北海道まで電話した甲斐があったというものです。また、開業したての友人のクリニックにわざと夜中に電話して、留守番電話に古典落語「黄金餅」の言いたてというヤツをたっぷり入れた時には、一同ホントにくたびれた。やってるアタシもくたびれたというぐらいで……。ホント、くだらない。誰か被害に合ってもいいとおっしゃる方がいたら名乗り出て

下さい。いつでも迷惑電話をしてあげましょう。酔払ったアタシ、あまり友ダチになりたくないですね。シラフのアタシより。

インチキ漢方医こと下田哲也先生もそう思ってらっしゃるかも知れません。月刊地域医学の編集長、藤本健一先生は絶対そう思っているはずです。しかし、酔った勢いとはいえ事実は事実、約束は約束。バカなことを書きつつ、誌面ジャックのいきさつを読者の皆さんにバラしてしまうのです。とはいえ、いずれ出て来るのは妄言、駄言、たわ言、寝言。そこでこのタイトルを「蘭方のたわ言、漢方の寝言」としました。ウーン、うまい。座ぶとん一枚。もう半分以上書けたも同然です。昔、夏休みの初日に半日がかりで夏休みの勉強計画表を立てて、ホッとしてあとは遊びまくったことを思い出します。

しかし、そこは言い出しっぺ。今回は蘭方のたわ言をたっぷり聞いていただこうじゃありませんか。いいかい、行くよー。

そもそも、蘭方を全く知らない漢方の読者の方々。今時、そんなヒトがいるのかどーかはともかく、そういうあなたにまず蘭方の第一歩をお教えしましょう。まずあなたは漢方の知識を捨て、杉田玄白の弟子になって「ターヘル・アナトミア」を携えて小塚っ原で腑分けを見学するべきです。あなたが理解している五臓六腑と現物がいかに違うかがわかるでしょう……って、いつの時代の話なんでしょうか。逆に言えば、アタシら、蘭方は、漢方のヒトが言う五臓というヤツがよくわかりません。脈を触ってベロを診て、「フーム、アータは腎の虚でげすな」なんてことを言われてタツノオトシゴの干乾しなんか処方されるともう何が何だか。「フェッ？　何でワシ腎臓なんだろう。虚実、陰陽って丁半バクチみたいなもんかい？」ってなもんです。蘭方ではこういうケースは、「フーン、立たないの。じゃあこのアンケートに答えて。フームあなた ED（勃起不全）ですね。バイアグラ® でもどーですか」という話になります。この方

がわかりやすいんですけどね。

　時に、話はちょっとそれますが、あのEDアンケートも、もう一工夫必要でしょう。あれだけではわからないことも少なくありません。「手作り弁当は飽きちゃったけど、レストランの外食ならまだ食べられる」というわがままなヒトはどーなるんでしょうか。それぐらいなら、バイちゃんよりタツノオトシゴの方がいいんですかね。アタシのことじゃないんですけど。ブツブツブツ。何の話でしたっけ。まあいいや。とにかく漢方における五臓ってえヤツを蘭方にわかるように説明してもらおうじゃないの。えっ、どーなってんだい、一体。フッフッフッ。さりげなくこの後の「漢方の寝言」につなげるというシブイ芸です。

　それと漢方薬ってえヤツ、どーして食前に飲むんでしょうか。ペイスン®、グルコバイ®じゃないんだから。本場中国では食後に服用するケースもあるんだとか。日本酒は食前だけど、マオタイ酒は食後に一杯ってことなんでしょうか。よくわかりません。そういえばアタシが愛用しているクスリに「カナボウ般若湯エキス」ってえヤツがあります。これは効きますよ。多少ハラ壊してようが、ストレスたまってようが、風邪ひいてようが、夕食前に1日1回服用すると、朝には全部すーっと治っちまう、ホント、鬼に金棒のようなクスリなんです。どーしてこんなによく効くクスリに健康保険がきかないのか、何で社会保険本人、2割負担[注1]で買えないのか、常々疑問に思っています。

　「へーえ、そんなによく効くクスリがあるの。成分を教えてちょうだい」。はいはい、般若湯エキスのびんが置いてありますから、今から成分を読み上げます。「米、米こうじ、アルコール……」。フーム、すばらしい。やはり漢方は葛根湯より小柴胡湯より、般若湯に

---

注1）　現在は3割負担です。

限りますな。ひやっはっは。どーです健康保険を使って下田医院で般若湯を処方してくれませんかね。処方せんはもちろん酒屋に持っていきますから。ダメ？　やっぱりダメかな。じゃあせめて、うこん（ターメリック）、茴香（フェンネル）、丁字（グローブ）、肉豆蔲（ナツメグ）、馬芹（クミン）、胡菜（コリアンダー）なんてえのはどーですか。これは正真正銘の漢方薬ですよね。処方してもらえませんか。いやなに、カレーライス作る時に重宝しますから。

　ということは、毎晩カレーライスを食べてると元気なるのかな、「証」が合わないと副作用が起こるのかな、フーム。難しい。漢方の大家、名人、現代に甦った華陀と呼ばれる下田哲也先生、今ヒポクラテスのこのアタシにいろいろ教えて下さい。フッフッフッ。夜も更けてきました。愛用の般若湯エキスを飲みながら大嫌いな電話の前にすわり込む蘭方医なのです。この後、漢方の寝言を楽しみにしてますぜ。フッフッフッ。

## 【漢方編】

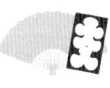

前略、佐藤純一先生

　どうもどうも、東京は巣鴨のインチキ漢方医でございます。それにつけても、石岡のだんな、あなたって人はなさることが粋でございますねえ。先日、ふらりとご来訪の折、さりげなく分厚いご祝儀袋など[注2)]下さったりして。この不景気の折から、簡単にできることじゃありません。奥方にお礼の電話を差し上げたら、「いえ何、これもあのひと一人の働きじゃございません、ご町内の若い衆がよってたかって、引き立てて下さるおかげ……」なんて、まことに

---

注2)　'02年10月1日、我が下田医院は、東京都豊島区某所に移転しました。

奥ゆかしいお答え。当方には若い衆がよってたかりそうなのがおりませんで……おかげさまであたしゃ長命[注3]……何のこっちゃ。ともかく、ご夫婦そろってたいしたもんだ、本当にあやかりたいですねえ。それにまた、文章が上手いや、軽妙洒脱、読者をぐいぐいとひきつけて行くあの筆力、だんなの相方を務めなけりゃいけないこの私、気が重くなっちゃうじゃございませんか、ほんとに憎いよ、あなたって人は。

文章だけじゃありません。内容もすごい。え？　だんなご自身が「漢方を知らない蘭方医」ですって？　これまたとんだご謙遜を、ちゃんとカレーに用いるスパイスのほとんどが漢方薬としても処方されていること、タツノオトシゴがインポテンツなどの腎虚証に用いられる補腎薬であることもご存知。たいそうなご造詣じゃありませんか。

それからそれから、蘭方の先生方が漢方の勉強をされるとき、一番引っかかるポイントについても面白おかしく指摘してくださってますね。そう、漢方屋は腑分けの知識がいいかげん。正確な腑分けの知識をお持ちで、さらに各々の臓器の生理機能までご存じの先生方には、「消化吸収機能の障害"脾"の機能不全」なんて漢方屋のセリフを聞くと、拒否反応を起こされる方が多いんですわ。あたくしも、これまで何回か漢方を見学したいという学生実習を受け入れたりしたことがあるんですが、学生さんたちにこの話をすると、「何ねごと言ってるんだ、このバカオヤジは……」てな反応をされること頻繁なわけです。

石岡のだんなも、本音のとこじゃ「おめえら漢方屋の理屈で言うと"脾"って奴は、消化吸収に重要な臓器で、脾機能がなくなった

---

注3)　この文章の意味がどうしても理解したかったら、落語事典の「短命」「町内の若い衆」の項をご参照下さい。

ら人間生きていかれないそうだが、俺はこれまで何例も脾摘オペ後の患者を診てきた。でも、脾のないそんな患者だって、それなりにメシは食えてピンシャンしてる。おい、このオトシマエはどうつけてくれるんだ！」てなところでしょう。まあ、そこを曲げて、こんな企画を提案なさる、そこがだんなの粋なところですがね。

今回は五臓の問題をちゃんとやる余裕がございませんので、詳しいところは後日のお楽しみってことで示談にしていただきたく存じますが（どうしても今すぐ説明しろっておっしゃるのでしたら、拙著「医者とハサミは使いよう（'02. コモンズ）」と精神科治療学誌（vol.17 No.7 PP.825-830 '02）に出た拙論をご参照ください（不景気の折から露骨に宣伝活動させていただきました）。ちょっとだけ申しますと、漢方治療は正確な腑分けの知識などなくてもできる、むしろ蘭方の知識が邪魔になることもあるんですわ。つまり、心とか腎とかの漢方業界用語は、蘭方の先生方がご存知のハツとかマメ[注4]とかの実体ある臓器とは別物と考えたほうがいいということ。ここをしっかりわかっておかないと、漢方医の言うことすべて、妄言、たわごと、寝言にしか聞こえないわけです。

そこまでご理解いただいたうえでの、面白く鋭いツッコミ、ああいう前ぶりをしていただくと、このあたくしの仕事もやりやすいってもんです。本当にありがとうございました。げに、能ある鷹は何とやらでございます。いよっ大将、日本一！

今回、だんなのご質問、残念ながらすべてにお答えする余裕がございませんが、とっつきやすいところから片付けさせていただきましょう。

まずは食前服用の件、あたしゃ「インチキ漢方医」ですからよくわかりませんが、思いつきをいくつか。あたくしの貧しい腑分けの

---

注4）　ホルモン焼き業界用語、おのおの heart と kidney です。

第一回　開口一番

知識で申しますと、小腸の粘膜にパイエル板とかいうリンパ組織がございました。「腑分け実習」の時にはなんでこんなもんがあるんだろ？　などと感じたものですが、私と違って科学的に漢方をなさっている先生方の論文で「漢方薬は腸内リンパ組織で、T細胞を活性化させ……云々、よって空腹時服用の方が有効である。」てえのがございました。あのパイエル板とやら、そんな働きをしてたんでしょうか？　科学的にはそんなとこじゃないかと想像してますが、これはむしろ蘭方の領域の問題でしょ、気が向いたらそのうち解説して下さい（だんな、これからは「科学的」に答えられそうな質問をふらないで下さいね。わたしゃ自著で「科学者じゃない」宣言までしてるんですから）。

　まあ、漢方薬はすべてそんなややこしい効き方をするわけでもなく、例えば「麻黄」って生薬の有効成分に蘭方の先生方も用いるエフェドリンてえのがございますが、麻黄の効果がイコール・エフェドリンの効果じゃないにせよ、生薬麻黄の薬効の一部はエフェドリンの作用であるわけで、フツーの薬のように腸管から素直に血液中に入り、ごくフツーに薬効を発揮している一面もあるはず。まあ、これは、だんながご愛用の「般若湯」が、すきっ腹で用いたほうが効き目が早い、てな、感覚的事実に合致することでございましょうか。

　とはいえ、あたくしの中国人の師匠たちはあんまり食前服用にはこだわってません。それはなぜかについて、あたくしもつらつら考えたことがございます。まず、第一に彼我の薬用量の違いがありましょう。中国人の先生方が本気で処方しますと、日本の漢方エキス製剤（これの生薬量が日本の標準的な使用量）の生薬量の5～6倍は普通に処方されます。まあ「必殺仕事人」の針ですと正確にツボをつかないとダメなのに対し、重い青竜刀を振り回せばどこにあたっても OK という感覚でしょうか。

　それからもう一つ、日本の漢方医学で指導的な先生方は、いわゆ

る「古方派」の影響を受けている方が多いんです。古方派というのは中国が「漢」といっていた時代に成立したとされる「傷寒論」というテキストを重視する立場。現代中国語でも「傷寒」というのはチフスのこと、チフスみたいな急性発熱性疾患の治療を論じた書物でございます。その中に例えば「桂枝湯」という有名な処方がありまして（エキス剤にもあります）、これ服用後に熱いお粥でもすすって、じわっと発汗するように……てな指示のある処方なんですね、日本漢方の先生方はそんな記載に引きずられてるってところがありそうな気もします（余談ではございますが、そのうち、漢方の流派のお話も一席やらないといけませんね。あたしや一応中国流の中医学を基本にしてるつもりですが……）。

あたくしはといえば、中国の先生方に近い量を処方してますから、患者さんには「いつでもいいよ」と言ってます。ただ、感冒用の処方みたいに、即効性を期待する場合、食前の服用を勧めます。あたくし自身は、日常漢方薬を定期服用してないんでございますが、風邪を引いた時だけ麻杏甘石湯合銀翹散加陳皮半夏の加減方[注5]（今回はこの漢字の羅列で意味のわかる方のみへのアドバイスということで、ごめんなさい）みたいな処方を服用し、蘭方の薬以上の即効性を実感しておりますし、その場合、空腹時服用のほうがよろしいようでございます。

それから、カレーライスの件ですが、カレー食ってれば健康にな

---

注5) 藤本編集長から「お前らの書いたものは内容がない」と怒られましたので、この処方解説を一くさり。これ肺熱証の感冒に対する我が愛用処方。悪寒はさほどでもなく、熱感・咽頭痛などを伴い、黄色粘調の痰が出て、咳もゲホゲホ状態のときによく効きます。麻杏甘石湯だけじゃ清熱解毒の力不足、銀翹散だけじゃ宣肺が弱い、ならば同用してしまえ……という発想の処方です。どーです、これじゃあわからないでしょ？　これをご理解いただくための連載なのです。長い目で見守って下さいな、編集委員の諸先生方。

れる……ってもんでもないと思いますよ。現に、アトピー性皮膚炎みたいな、漢方的に言うと「慢性的な熱性疾患」の患者さんが、激辛カレーの類を過食すると、悪化すること多いみたいですぜ。

　カレー的なスパイスの組み合わせは、あれが生まれた、インドみたいな風土であれば万人向きの健康食であるんじゃないでしょうか？　漢方では「因地・因時・因人制宜」てなことを申します（漢字を並べると偉そうですが、土地風土により・季節により・患者の個性により治療法を工夫調整すべき……という意味なんですけど）。インドの健康食が、そのまま日本の健康食にはならないんじゃないかと、いうことでしょう。

　最後に、般若湯の処方についてですが、貧乏診療所の保険点数を増やしてやろうとのお慈悲、まことにありがとうございます。しかし、わざわざ下田医院をご利用いただかなくても石岡第一病院で、十分に処方可能と存じます。

　すなわち、消毒用もしくは無水エタノールを処方され、それをボリュームパーセント10％強になるよう水道水で希釈され、お好みに応じて氷で冷やす、もしくはレンジなどで加熱されてから服用されればよろしいかと存じます。

　薬価基準で申しますと、エタノール10ccで16.6円でございます。さらに健康保険本人2割負担[注6]で処方されますと1リットルでも332円と非常に格安（これ、だんながご愛飲の720ml入り25％の焼酎に換算いたしますと、5本半分に相当します）。奥方の受けもよろしくなるのでは……と愚考いたします。なに、佐藤純一武勇伝青春編の一節「高校時代、生物部の部室にあった消毒用アルコールを水割りにして飲んじゃった」のを再現するまでのことじゃないですか。

---

　注6）　現在は3割負担です。

それだけじゃ味気ないとおっしゃるんでしたら、保険収載されている生薬に「烏梅」というのがございます。これ、梅干の乾燥品。薬価基準ですと 10g で 23.7 円です。これをエタノール希釈液に入れまして加熱処理いたしますと、だんなが先日居酒屋にて用いておられた「焼酎のお湯割り梅干入り」にかなり近い風味を有する液体になるのではと思われます。

　釈迦に説法ではございますが、その際、間違っても「燃料用」アルコールは使わないで下さいませ、あれはメタノールをかなり高濃度に含有しておりますから。

　ではまた、御上京の折など、お供を仰せつかりたく、お待ち申し上げております。

### 月刊地域医学読者の皆様へ：

　しょうもない駄文にお付き合いいただいちゃって、申し訳ありませんねえ。本号は「寝言」のプロローグみたいなもの。従って、内容希薄なもので失礼いたしました。次回からはもう少し、漢方を勉強してみようとお考えの皆様のお役に立ちたいものだと考えています。まあ、寝言のプロローグなんですから、いびき・歯ぎしりといった類になるのは必然。単なるいびきよりは、多少漢方の香りとその問題点は感じていただけるように仕上げたつもりではあります。

　それにつけても、すまじきものは酩酊下の安請け合い、「えっ、純一先生、マジ本気でやるのお？」って感覚。確かに、私も般若湯服用中に、佐藤先生との電話口で、「うん、それ面白いわ。月刊地域医学を世にもまれな"エンタテインメント系医学雑誌"にしちゃいましょう。」などと口走ったおぼろげな記憶がございます。

　でも、そういう会話って、酔っぱらいのヨタ話で、実行に移されないのが普通ですよねえ。うーん、語った相手が悪かった。軽躁状態にある酩酊下の佐藤純一、口に出したことは実行しちゃうエネル

第一回　開口一番

ギーの持ち主でした。

　本連載のための第一回編集会議[注7]の席上、すでに書かれていた彼の文章を話題にとりあげ、"先生の文章、全体として「爽快気分に裏打ちされた誇大的傾向、そして話題がころころ変わる観念奔逸傾向」の実例にしちゃって、精神保健指定医の私にそれをコメントさせ、もって初学の読者に、躁病の症候論を教えよう、作品から作家の精神状態を考察する病跡学的手法について論じさせよう……てな深謀遠慮"である意図の有無をおたずねしたら、「そんなこと考えもしなかった」と見事に否定されちゃいました。あれ、彼の「地」なんですね。私、けっこうアブナイ先生とつるんでいるわけです。こんど、家伝の秘方「理増散[注8]」でもお届けしようかしら……。

　それにつけても佐藤先生の般若湯服用量、一日あたり25％の四合ビン一本とすると、純エタノール換算で、一月に5.4リットル。保険請求をするとして、病名を何と付けたらいいんでしょうかねえ。

　では、次回「漢方屋の本格的寝言」に乞うご期待。

---

注7)　単なる酔っぱらい中年二人のヨタ話という意見もあります。
注8)　主成分は炭酸リチウム……要するに「リーマス」という商品名に引っかけた駄洒落なんですが、「理性を増すための処方」てなニュアンスも込めた駄洒落です。漢方方剤の名称には、このようにその方剤の目的を名称にしたものがいろいろあります。有名なところで「補中益気湯」「温経湯」などですね。漢方方剤の命名法についてさらりとふれる渋い芸を最後に……再見！
〔なお、「理増散」というのは筆者の言語新作（neologism）です。こんな処方はありません。念のため……〕

## エピローグ 1

　まあ、連載の第一回目ですから、内容は希薄で申し訳がございませんでした。でも「開口一番」ですからこんなもので示談にしていただこうという魂胆の号です。

　こんな書きぶりからおわかりのように、著者二人とも落語好きなんです。私、下田はジュゲム君のフルネームくらいは暗唱しておりますが演じるのはダメなんです。しかし、佐藤先生は達者なもので、結構「大ネタ」も演じ切っちゃう人なんですね。

　2002年の段階では「落語事典を参照して下さい」なんて書きましたが、当節ではニコ動とかユーチューブなんて便利なものがあります。たとえば佐藤先生が言ってた「黄金餅」の言いたてですが、今は亡き古今亭志ん朝師匠の名演などもありますから聴いてみるのも一興かと存じます。

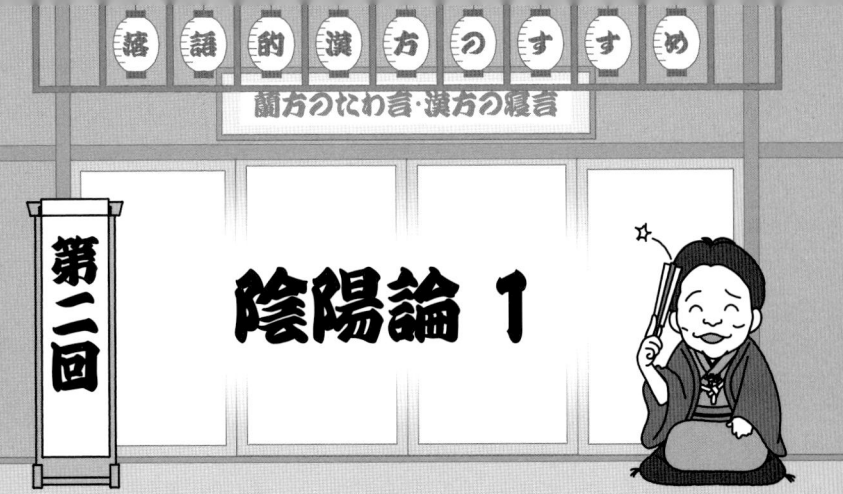

## プロローグ 2　マクラ

　連載二回目のテーマは陰陽論その1です。本文に書いたとおりの経過で、この回から対談の様子を読者にお届けする形式に致しました。

　佐藤先生はテープ起こしの費用がどうのこうのと言ってましたが、般若湯が入るのが定番の対談です。酔っぱらい特有のくどさで、同じこと何回も発言しますし、テープを起こした原稿など私らですら、発言の真意がつかみにくい代物になるでしょう。

　というわけで、私が対談のキーワードをメモって、般若湯が抜けてから対談形式の原稿を書く、という手順で作ったものです。

　そんないい加減な作り方をした割には、後で佐藤先生に見せると「うん、確かにワシこんなことしゃべってたな」と評価されるもの。まあ、30年近いつき合いだからできる芸ですな。

　では本格的たわ言・寝言対談の世界へどうぞ。

「藤本センセも酔狂なお方、あんな駄文を載せちゃった」てな都々逸でもやりたい気分。本当に連載始めていいんですかねえ。今号のマクラとサゲ……もとい、導入と結語担当は下田です。

前号の注でも少しふれましたが、本誌編集長藤本先生に「お前らの原稿には内容が乏しい。本誌は地域医療に真面目に取り組んでいる人たちが対象読者なんだから、そういう人たちに伝えるべきメッセージを……云々」と怒られちゃいました。

うーん、佐藤純一と私にエンタテインメント以上のものを求めても、お門違い……南の国にはキノボリウオなる魚がいるそうですから「木に縁りて魚を」求めていたほうがマシ……てな感もありますが、おっしゃられたこともわかるような気もします。医学雑誌としての格調も必要なんでしょう。

というわけで、当初の計画ではあと2～3号後でやろうと思っていた大ネタですが、今号では、漢方医学の基本中の基本である「陰陽論」について格調高く論じようではありませんか。心してお付き合いあれ。

「類経」には「陰陽とは、一を分かちて二と為すなり」とあり、「慎斎遺書」には「陰陽は本、是一気なり。一にして之を分くれば則ち二となるのみ」と記されている。

陰陽対立とは事物や現象の相対立する側面の属性を陰陽の概念で概括説明するものである。およそ自然界の事物やその運動状態はすべて陰と陽の二つの面に分けることができる。それは相互に対立する二つの事物を代表させるというだけでなく、一つの事物の内部にある対立する二つの側面をもちいて分析することもできる。たとえば天と地、上と下、左と右、明と暗等である。（後略）

どうです、格調高げでしょ。私だってやればできるんです……な

んちゃって、うそだよーん。実は前段「基礎中医学[注1]」という教科書の丸写し。格調は高いかも知れないけど、内容的にはまさに「唐人の寝言」じゃありませんか？（原著者が中国人ですから文字通りですね）

この唐人の寝言を読んで「なるほど」と納得できる方は、私の駄文を読む必要のない方です。そんな方は漢方〜中医学に関するセンス抜群であることを保証しましょう。しかし、私がそうであったように、多くの読者にとって非常に難解なものであろうことも想像できます。

で、こういう難解なものを解説するのに「掛け合い形式」ってやつが案外わかりやすいんですよね。質問と回答のやりとりって形式。初心者の素朴な視点が入ることで、難しいこともわかりやすく説明できる故のようです。ちなみに、漢方医学の最重要古典の一つ「黄帝内経」も黄帝という偉い人に岐白という名医がご進講する、という形式で書かれています。

てなことを佐藤先生と話していたら、酩酊下爽快気分まっただ中の彼、アイデアが広がるんですね。

「そーだね、哲ちゃん、一号おきのリレーエッセイじゃ読者もだれるだろうし、本当に対談しちゃおうじゃないの。知っての通り、月に一度は東京に行くし、その時にでも……。え？ テープ起こしなんかのオタロ[注2]？ みみっちいこと言うんじゃないよ、そんな百万も二百万もかかるわけじゃなし……。なに、ワシがユンケルの黄帝様だって、ガハハ、いいねえ。哲ちゃんは華陀だか岐白だか知らないけど勝手に何にでもおなりよ」

診療所の引っ越しなどで疲労状態、ちょっと抑鬱的な私と、軽躁

---

注1) 「中医学」なる語については、まあ「中国流漢方」とお考え下さい。
注2) 「お金」「費用」を表す、寄席芸人界の隠語。

状態の佐藤先生。おまけに、佐藤先生は私の先輩でもあり、なすすべなく押し切られるのは理の当然。

といった次第で、この連載、リレーエッセイではなく、実際の対談をご覧いただくことに方針変更となったわけです。読者諸賢にあらせられましては、新作落語や掛け合い漫才でもお聴きいただくてな感覚でお付き合いいただきましょう。では、漢方屋の本格的寝言の始まりです。

「日夜、地域医療のためにご尽力いただいている読者の皆様、ご苦労様でございます。あらためてご挨拶申し上げます、巣鴨のインチキ漢方医こと東京の五期生[注3]下田でございます。多くの皆様は、蘭方的に日々の診療をなさっているわけでございましょうが、そこにちょいと中医学的な発想を入れてみると、毎日のお仕事がさらに豊かなものになろうと思います。ところが、世の中医学入門書、はなはだとりつきにくい代物、そこで僭越ではございますが……」

「おい、哲ちゃん、うだうだ挨拶なんかしてないで、早いとこ始めようや」

「おや、石岡のだんな、ご苦労様です。言われなくても始めますよ」

「やっと、おまえさんの"本論"に入るわけだが、今日は何を話そうっていうんだい。」

「そうですねえ、だんな、まずは陰陽論から入りましょうか、まあ、これが中医学の基本中の基本ですからね」

「おいおい、哲ちゃんよ、生身の患者さんを扱うのに、そんな訳のわかんない、抽象的な、陰だ陽だなんて言い出すからおまえさん

---

注3) 我々の母校、自治医科大学は、各都道府県単位で毎年 2〜3 名の学生をとります。

たち漢方屋は付き合いにくい……って言われるんじゃないか」

「そりゃそうですよね、私も最初そう思ってた。けどね、大ざっぱに陰的なもの・陽的なものを分けておくことは案外と役に立つことがあるんですね。例えば、陽は表のもの、熱性のもの・乾燥傾向のものとか、陰は裏のもの・寒性のもの・潤いのあるもの……てなぐあいに」

「相変わらず訳のわからないことを言う奴だな」

「さらに、陰と陽は根っこが一緒という考え方がありまして、"陰陽互根"なんていいますが、陰が陽を生み、陽が陰を生むという関係にあります。さらに、陰中に陽があり、陽中に陰がある……」

「だから何なんだい、そんな難しい話するんじゃ、アタシャ帰るよ」

「ちょっと待ってよ石岡のだんな、あなた、黄帝の役回りを引き受けてくれたんじゃないですか、わかりました、あなたにもわかりやすく話しましょう。要するに、陰陽ってのは"恒常性（ホメオスターシス）"を説明するためのものなんです」

「ほほう、ようやく知ってる言葉が出てきたね。で、それってスタンダードの考え方なのかい？」

「知りませんよそんなこと、なんてったって私はだんなのおっしゃるとおり「インチキ漢方医」なんですから。ただ、私はそう考えることで、中医学全体がよく理解できるようになったことは事実です。陰陽って言い方がお気に召さないのなら、プラスとマイナスでも何でもいいんですが、要するに物事をうまくコントロールしていくのには、相反する二つの力が、お互いに制御しあっている関係が必要じゃないんですか？　例えば、F1レーサーでも、アクセルだけでブレーキの利かない車じゃ走れないでしょうが」

「なるほど。そう言われりゃ。陰陽の二つの要素を考えるわけはわかるよ。でもさ。陰陽互根だとか陰中の陽、陽中の陰なんてえの

は妙ないいかたじゃないかい？」

「難しいご質問をなさいますな。だんな、陰陽ってのはあくまでも絶対的なもんじゃなくて、相対的なもんなんです。まあ普通にいえば、車のアクセルは陽でブレーキは陰てなことになりましょうが、アクセルだって踏み込んでたやつをゆるめれば、いわゆる一つのエンジンブレーキてえことになりますよね、これすなわち"陽中の陰"ですわ。また、ブレーキペダルだってゆるめれば減速の度合いが変わってまいりましょ、"陰中の陽"でございます」

「じゃあ、陰陽互根てえのはなんのこったい？」

「こいつも難しいんですけど、光がなけりゃ影もない・厳しい冬の寒さがなければ春の訪れに心浮き立つこともない……ってことなんでしょうか、どーです、ちょいと詩的な表現でしょ。相反するものの存在が、それ自体を際だたせているてなことですか、アクセルとブレーキのたとえで言えば、動いてない車のブレーキペダルをいくら踏んでも、何事も起こらないといったことです」

「そうは言うが哲ちゃんよ、動いてない車のアクセルを踏めば動くんだけど……」

「またあ、意地悪なツッコミ入れないで下さいよ。苦しい言い訳だけど、車が止まっていたってことは、それ以前にブレーキが作動してたってことでしょ」

「おまえさんも苦労するねえ、では聞くが、人体における陰陽互根とは何ぞや、これいかに？　そもさん、せっぱ！」

「こんにゃく問答じゃないんだから、無言の行で逃げるわけにもいきませんね。まず、陰陽ともにゼロに近い状態、まあ、具体的には受精卵でもイメージして下さいな」

「ふむふむ、確かに陰とされる女性由来の卵子と、陽なる男性由来の精子との結合体だからねえ」

「まあ、そんなご理解でもいいでしょう。ただ、だんな、そこか

らシモネタに走るのはやめといて下さいね、また藤本編集長に怒られちゃうから。で、それが成長するに従って、陽的なものが増大するに従ってそれを制御すべく陰的なものも成長してくる……逆もまた真といった感覚です。つまり、陰が陽を生み、陽が陰を生むといったバランスがとれてないと、その生き物はまともに生きてらんないてなイメージです。たとえば、最初期のバイクにはチャリンコと同じようなブレーキが使われてたんでしょう。でもモーターのパワーが強くなってくると、チャリンコ用のブレーキじゃ間に合いませんわな。例えば私のチャリンコのブレーキをハーレーにつけたり、750cc のエンジンを私のチャリンコに積んだりしたような……」

「なるほど、わかるような気もするが、いまいちかな。なにかもう一つ例を挙げてくれよ。それから、複雑な生命体の恒常性（ホメオスターシス）を保つために、陰陽の二つだけじゃ足らないんじゃないかい？」

「さすがだんな、するどいツッコミ、陰陽・プラスマイナス、だけじゃちょっと役不足ですよね、まあ、その辺のことは後日お話しするとして、今回は陰陽だけで示談にして下さいませ。まあ、しかし、出し惜しみするわけじゃないんだから、ちょっとだけやりますと、"五行論"ってのがありまして、複数の要素の相互関係を論じる考え方もかぶっておるのですよ、まあ、これは後日のお楽しみということで……。

とにかく、陰陽の実例をもうひとくさりやらねばなりませんな、だんな、伺いますが、人間の体温ってやつはどのくらいかご存知ですか？」

「こら、人を馬鹿にするのもほどがあるぞ、大体 37℃ 前後に決まってるじゃないか」

「はいはい、正解でございます。まあ、蘭方ご専門の立場から言いますと、それを保つために、体温調節中枢やら何やらと難しいこ

とをおっしゃるのでしょうが。まあいいや、実例をやりましょう。だんな、ここにナベに入った水があります。さらにこの温度計とガスこんろも貸してさしあげます。このナベの水の温度を、このガスこんろを使って37℃に保ってくださいませな」

「おい、それだけかい、熱くなりすぎたときに水でうめるのはありかい？」

「熱くなりすぎたときに水でうめるのが禁じ手だと難しいでしょうね、あと、火力の調節もできないとしょうがないですよね。私が言いたいのは、ナベの水温を一定に保つためには、火力の調節と、熱くなりすぎたときの冷却水のバランスが大事であるということなのです。つまり、アクセルとブレーキ、プラスとマイナス、我々の業界用語で言えば"陰と陽"のバランスの上に体温の恒常性は成り立っているということなのです」

「なるほど、確かに蘭方でも、生命体の恒常性は静的（static）なものでなく、動的（dynamic）なものとされている。相反する二つの力のせめぎあいという構図を考えたのは昔の中国人もなかなかの慧眼じゃないか」

「有り難うございます、蛇足を承知で説明を加えさせていただきます。先ほど温度の恒常性のモデルを出しましたから、ついでにおナベとこんろをイメージして聞いて下さい。要するに正常の場合は、陰＝冷却水と、陽＝こんろの火力、のバランスがとれているので症状が出ないのですが、このバランスが崩れると冷えだとか、熱感（火照り・のぼせ・発熱など）が出てくるわけです。とりあえず熱感の方を例にとって説明しますが、先のモデルで言えば、ナベの水温が上がりすぎる原因としては……」

「火が強すぎる場合か、冷却水が不足している状態だな」

「さすがはだんな、わかりがいいや。まあ、実際の症例ではそんなに単純じゃないかもしれませんが、理念としてはその２つのタイ

プがあるわけです。火が強すぎる方は熱性を帯びた邪気（発病の原因）が入り込んだ状態：具体的には高熱を発する感染症にかかった時をイメージしてもらえばよいかも知れません。私どもの業界用語では"実熱"という状態です。反対の冷却水の不足によるものは、業界用語で"陰虚内熱"とか、単に"虚熱"とか申しまして、体を潤し冷やすサムシングの不足による熱性症状と考えるわけです」

「そんな風に分けることって、何か御利益があるのかい？」

「よくぞお尋ね下された。蘭方（の一部）みたいに、疾患の分類だけはしておいて、治療はというと"対症的に行う"なんて情けないことは漢方屋はいたしませんので……。熱の過剰の状態に対しては……」

「熱をさますというか、火を弱める算段が必要だな」

「有り難うございます、そのとおりです、こんな時には"清熱法"なんて申しまして、熱をさますための薬を多用いたすことになっております。まあしかし、ナベがふきこぼれそうになったときには、ガスを弱めるのももちろんですが、水を足すこともしますよね、だからちょっと実際の症例では、冷却水＝陰を補うようなことも併用することもあるのですが、基本はなんといっても熱をさますことになるわけです」

「なるほど、反対に冷却水が不足の場合は、水を補うことが主になるわけだな」

「そうそう、こうトントンいくと話が早いや、要するに虚熱の場合は、冷却水＝陰を補うことを基本に治療することになります。こんなやり方を業界用語で"滋陰法"なんていうわけですが、まあ、そんなことはどうでもいいや、そのココロが大事なわけで……」

「どうでもいいてな言いぐさがあるか、藤本の健ちゃんじゃないけど、本誌の対象読者は日夜地域医療にいそしんでおられる、偉いお歴々だぞ。たとえばエキス製剤で、こんなのがいい……てな話も

しといたらどうなんだい」

「わかりました、エキスで言えば、例えば「黄連解毒湯」とか「三黄瀉心湯」なんてのが実熱に対する代表処方。虚熱には滋陰法を用いるわけですが、まあ「六味丸」が滋陰の基本とご理解いただきましょうか。それに「滋陰」ナントカ湯ってのがありますが、読んで字のごとくそれらは、陰の不足で熱的症状を呈している人向きの処方です。でもねえ、だんな。そんな方剤解説みたいなことをやれば「即戦力」かもしれないけど、そんなんだったら、メーカーさんのマニュアルでも読んでたほうがマシでしょ」

「じゃあ、お前は何が言いたいわけ」

「私はねえ、この連載読んで下さる人に、より高いレベルを目指してもらいたいんですよ。例えば"咽頭異常感症に半夏厚朴湯……"てキャッチコピーがあるでしょ。あれ、いいコピーだけど、それが効かなかったり、かえって悪くなる人もいるわけ」

「有効例があればいいんじゃないの？」

「効かなかったときに"咽頭異常感症に半夏厚朴湯"としか知らなかったら、対処のしようがないじゃぁないだろう。ある程度、理屈を知ってりゃあ、対処できるもんなんです。その辺をやりたい」

「おいおい、お前大丈夫かい……ちょっと目が据わってきたようだが」

「何、大丈夫か？　だって、余計なお世話だ。先輩先輩と威張るな先輩、先輩後輩のなれの果て……てなもんよ。わたしゃ先輩が何と言おうと。言いたいことは言いますし、書きたいことは書きます。文句あります？」

「わかったわかった、文句なんてありませんよ、わかったからもういい加減にしときなよ」

「ヒック、あのねえ、あたしの気持ちなんてそう簡単にわかってたまるか……最後にこれだけは言わせていただきますよ。上品で格

調高げな中医学入門書なら、いくらもあるんだ。あたしがやりたいのは、中医学の心を伝えること、ココロがわかんないで応用が利きますかってんだ……ムニャムニャ zzzzz」

「あ、よだれ垂らして寝ちまいやがった。人のことアブナイとかいっときながら、こいつも結構アブナイ奴なんですよね。でも、私はこいつのこと"インチキ漢方医"なんて書きまくってますけど、漢方屋としては、私が以前奉職していた都立豊島病院で、北京から派遣された専門家の指導を受けてたみたいですし、今もやってるようで、それなりにまともな部分もあるようです。付き合ってやればそれなりのことはあるかと。まあ、次回の寝言にも期待してやって下さい」

　うーん、佐藤先生と飲んでると、どうしても私の方が先につぶれちゃうんですよね。それでも何とか対談にはなったようです。最後に、漢方初心者の読者諸賢で、漢方方剤をご自身処方してみようと思われた方へのアドバイスですが、今回のところは「メーカーのマニュアルをきちんと隅々まで読んで」処方するように……というにとどめさせて下さい。「肝炎＝小柴胡湯」という短絡は、少なくとも私は漢方じゃないと思ってます。

　とにかく陰陽論は中医学の基本、また一方で東洋的な哲学の基本でもあります。日本人＝東洋人たる皆さんの心のなかにも、陰陽論の切れ端はころがっているはず。あまりの長弁舌は嫌われるもと、今回はこの辺で、おつきあい有り難うございました。

（それじゃあ純一先生、次号のマクラとサゲ、よろしくっ！）

## エピローグ 2

　私、誇張・デフォルメはしますけど、創作ができない物書きでして、本文にあるようによだれ垂らして寝るまではしなかったように記憶しますが、かなり酩酊して「上っ面のハウツーだけ喋ってどんだけの意味があるんだ……！」とからんでいたようです。佐藤先生にとっては「いい迷惑」だったでしょうな。

　ま、嘘偽りなくこんな感じの対談したことは紛れもない事実ですが、メモと記憶だよりの作文でして細かい台詞まで再現していようはずもありません。しかし、原稿完成後二人が目を通し、各自の発するメッセージに関してはお互い異議ない状態までの推敲はしておりますのでご安心を。

　本号は「陰陽論その1」でした。陰陽論なんて申しますと難しそうですよね。私がマクラで引用した「唐人の寝言」のごとく「格調高そうだけど難しいだけ」みたいに言いたがる方がいらっしゃるのが困りものだと思います。

　でもまあ、かいつまめば本文で私が語ったようなもの、世の中の森羅万象（個々の生命体をも含む）は陽と陰（プラスとマイナスもしくはアクセルとブレーキ etc.）のバランスにより動的恒常性(dynamic-homeostasis)が保たれているという基本認識なんでしょう。

　その生命体（ここでは人体）の「動的恒常性の乱れ」をどう認識するかってところが本号で私が言いたかったことのようです。

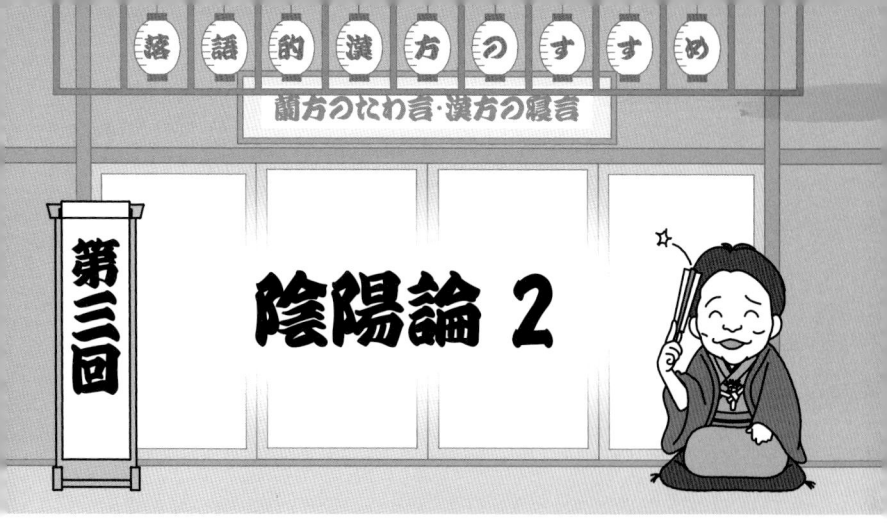

落語的漢方のすすめ
蘭方のたわ言・漢方の寝言

## 第三回 陰陽論 2

### プロローグ 3　マクラ

　10 年前にやっつけた駄文に、前置きと後講釈つける仕事引き受けちゃったけど、少なくともこの回の前置きは、佐藤先生の本文前置きで十分でしょ。まずは佐藤純一ワールドをお楽しみ頂き、ちょいと苦しい陰陽論パート2にお進み下さい。

　昔、むかーし。文明成立以前の中華の地。そこには幾多の小部族がそれぞれのトーテム（守護神）や先祖伝来の言い伝えを守って平和に暮らしていました。ある部族の中では病人が出るとお祓いをした水を全身にぶっかける治療法が行われていました。また他の部族では木の根を齧らせて病人を治していたのです。
　やがて中国は統一に向かいます。水ぶっかけ族と木の根齧らせ族が戦い、どちらかがどちらかを征服しました。そしてこの大きくなった部族は2つの異なった治療法を持つことになったのです。何

十年か経って、「フーム。どうも病人には水をぶっかけるより木の根を齧らせた方がいいみたいだな」というコンセンサスができ上り、その治療法がこの部族の標準になります。

そしてその後、また他の部族との戦いが起こります。相手の部族は病人に乾草を煎じて飲ませていたのです。戦いの結果、部族はさらに大きくなりました。そして木の根を齧らせた方がいいか、乾草を煎じた方がいいか、再び文化の交流と対立が始まったのです……。

「講釈師見てきたような嘘をつき」なんて川柳がありますが、中国漢方ってヤツ、こんな経緯で進化してきたんじゃないかと勝手に想像する蘭方医なのです。言わば「トーナメント理論」とでも申しましょうか。こうした手法であまたあった治療法の優劣が次第についていったのだと思います。これはけっこう強烈ですよ。だって、たった一夏でたかだか10回やそこら勝ち抜いた高校野球チーム（別名、全国甲子園大会優勝チームとも言う）にアタシラの出身高校の野球部は絶対に勝てないでしょうからね。そうしたトーナメントが何千年も何万年も行われてきたのです。「こりゃ強いや、漢方」って感じです。よくできたたわ言ですかね。これでも今日はシラフなんですが。

でも、少なくとも漢方が中国何千年かの experience にベイスったメディシンなのは事実でしょう。最近では蘭方の方でも、「治験薬 A は対照薬 B に比較して各エンドポイントで有意な効果が得られ、この疾患に対する evidence が確立された」なんてことを言い出しています。科学的ですねえ。

古代中国には無作為化とか二重盲検法とか統計学的有意差なんて概念はなかったでしょうし、征服者によって被征服者の文化や生活が弾圧されたこともあったでしょう。でもこの手法、本質的には「A 部族のおまじないと B 部族の言い伝えを 100 年間比べたら、ど

第三回　陰陽論2

うもBの言い伝えの方がよく効くみたいだ」というのと大差ないように思います。とにかく効くヤツは効く。それを、例えば10年1万人レベルでエビデンスとするか、何千年何億人規模でエクスペリエンスとするかの違いだけなのではないでしょうか。

　前回の「ナベの水の温度を一定に保つ」というたとえは漢方シロートのアタシにもわかりやすかったです。そう言えば最近アタシもちょいと小遣いが心細くてね。この状況を改善するためには、カミさんに小遣いをもっと増やしてもらうか、飲み会を減らして倹約するか2つに1つ。陰を補うか陽を減らせばいいわけです。と、いうことで蘭方医のお願い。カミさん、ひとつ前者でバシバシ治療してくれや（「ダメ。私は後者の治療法をお勧めします」。原稿を盗み読んだ妻育子加筆）。トホホ……。

　というわけで、今回も某月某日、東京は池袋の某居酒屋でにぎにぎしく行われた蘭方と漢方のたわ言寝言対談をじっくりお楽しみ下さい。


「で、哲ちゃん、今回は何を語ろうってんだい」

「はいはい、そうですねえ、前回"陰陽論"をやったから、今回は五行論ってえのがスジかも知れないけど、あんまり基礎的な理屈ばっかりじゃ、だんなも読者もダレそうですよね。で、ちょっと苦しいんだけど"陰陽論的に理解できる方剤解説"をやっつけてみましょう」

「具体的には何をやるんだい？」

「そうですねえ、六味丸と八味地黄丸でも取り上げましょうか」

「うーん、具体的な名前が出てくると、ほっとするねえ。八味地黄丸ならアタシも結構処方してるよ。冷え性のおばあちゃんが"おしっこが近くて……"なんてときに出すと、評判いいねえ」

「素晴らしいじゃないですか、それ、実に基本に忠実。正しい使

い方だと思いますよ。八味地黄丸ってのは陽虚証、つまり"体を温めるサムシングの不足"状態のときに使う薬。薬のほうから表現すれば"不足している陽を補う、つまり「補陽薬」"ということになります」

「六味丸っていうと、先月おまえさんが酔いつぶれる前に"滋陰の基本"とか言ってたやつかい？」

「流石ですねえ、細かいことまでよく覚えておられる。その通りです、陰を補うんだから"補陰（もしくは滋陰）薬"ってことになります」

「なるほど、名前は近いけど、作用は反対なわけだ。じゃあ、入ってる生薬なんかは、六味と八味じゃ全然違うんだろうね」

「いいツッコミ入れて下さいますねえ。ところがどっこい、さにあらず。八味地黄丸ってのは、六味丸に桂皮と附子という二味を加えたものなんです」

「桂皮ってのはシナモンで、附子ってのはトリカブトだな」

「よくご存じですね、どちらも代表的な"補陽薬"でございます。そして……」

「おいおい、哲ちゃん、ちょいとお待ちよ。先月には"陰と陽はプラスとマイナス、相反する力のせめぎあいで、動的恒常性を保つもの……"てなことを言ってなかったっけ？」

「はい、確かにおっしゃるようなことを申し上げましたが、それがなにか……」

「"それがなにか"だって？　おまえさん、さっきは"八味丸は補陽の薬"とも言ったよね。で、さらに"六味丸は滋陰の基本"だと。陽を補うんだったら、徹底的に補ってやればいいじゃないか！　陰と陽ってのはプラスとマイナス、反対の性質だって言ったろ。陽を補う目的の八味丸に、その足を引っ張るような六味丸が入ってるってのは、一体どういう了見なんだ、アタシャ怒るよ！」

第三回　陰陽論2

「まま……そう興奮なさらずに、あんまり怒りのあまり興奮されますてえと、中医学用語でいうところの"肝陽上亢"状態になって、血圧上がったりとか、ろくなことはありませんぜ。

わかりました、ご説明申し上げましょう。まず、この八味丸ですが、だんなもおっしゃるとおり、お年寄りによく使う薬ですよね」

「うん、薬局などでも"冷え性の老人の、腰痛、むくみ、かすみ目などに"てなキャッチコピーで売っているよな」

「そう、この八味丸、老人になると衰えてくる機能を補う薬なんですわ」

「八味地黄丸って別名八味腎気丸とも言うんだって？」

「よくご存じで、そう、腎気丸ってくらいですから、腎を補う薬なんですね」

「おい、哲ちゃん、腎臓の病気って別に年寄りの専売特許じゃなかろう。ネフローゼやら糸球体腎炎やら、むしろ若い人のほうが、腎臓患いやすいのと違うかい」

「そりゃそうです。でも、第一回でもちょいとふれましたが、kidneyと腎は別物とお考え下さいな。漢方的にいうと、人間歳をとると腎が衰えてきて、様々な老化症状を呈するものなんです」

「俗に"ハメマラ（歯・眼・生殖器）"注1)なんていうよね、それがみんな腎だというのかい？」

「はい、その通り。まあ、五臓の機能については、号を改めてやるつもりですが、中医学の教科書を読みますと"腎の機能はこれこれ……人間、歳をとると腎が衰え、故に腎虚の症状を呈しやすい"

---

注1)　教科書的に言えば、眼と関連深い"臓"は、厳密に言えば肝とされています。でも肝は腎と関係深く（日常語でも"肝腎かなめ"なんて言うでしょう）、治療的には肝と腎をいっしょくたに考えることが多いのです。この問題は後日詳しくやる予定。今回はこの辺でご勘弁を。

てな書き方がしてございますが、何のことはない、典型的な老化の症状を、みな腎に帰納していったというのが本当のところじゃないかと勘ぐってはおりますが……。

　まあ、"腎気"なんて業界用語出しますと、またややこしいツッコミを入れられそうなので、バイタル・エナジーの基本みたいなものと言い換えましょう。生物にとって、バイタルエナジーは幼年期から徐々に増大し、青壮年期に最高潮に達し、老年期に向けて衰えていく。中医学ではそれを腎と関連づけて考えていると感覚的にご理解下さい」

　「なるほど、じゃあ八味丸は"腎虚の薬"という認識でいいのかい？　俗に ED（勃起不全）のことを腎虚なんてもいうようだが」

　「またあ、お得意のシモネタ領域に引き込もうというんですか、ご勘弁願いたいところですけど"八味丸　飲んでるそばに　恋女房"てな江戸川柳があるそうで、エキス剤の保険適応にも陰萎はありますよね。まあ、腎虚＝陰萎じゃありませんが、陰萎は腎虚の一部であることが多い、という命題は正しいとは思います。ちなみに余談ですが、日本語だとインポは陰萎ですが、中国語だど"陽萎"なんですね。これは……」

　「おいおい、シモネタご勘弁なんていっときながら、おまえさんの方が乗ってどうするんだい。早いとこ、八味丸に補陰の成分が入ってる言い訳を続けんか」

　「そうでした、失礼しました。これはですね、前回お話しした"陰陽互根"という考え方に通じること。中医学的に表現すると陽を補おうとするときは"陰中に陽を求む"てな言い方になりまして……」

　「おい、哲ちゃん、だからアタシャ漢方の話がいやなんだよ。何かというと、漢文直訳的なわけのわからん言い回しで煙に巻こうとする……」

　「やっぱりそうですか、ではちょっと苦しい説明になりますが、

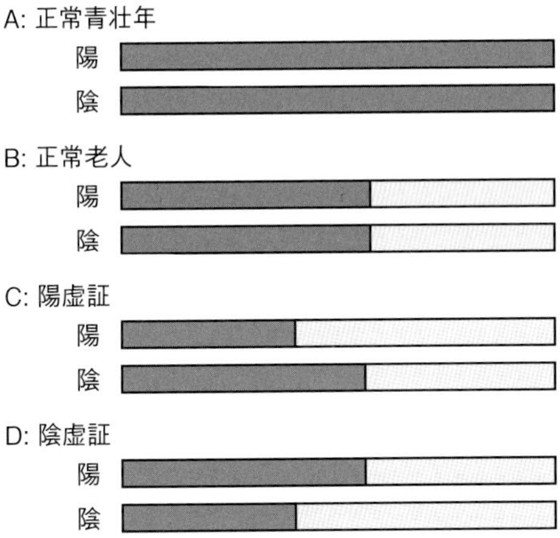

第三回　陰陽論2

```
A: 正常青壮年
    陽 ■■■■■■■■■■■■
    陰 ■■■■■■■■■■■■
B: 正常老人
    陽 ■■■■■■■■□□□
    陰 ■■■■■■■■□□□
C: 陽虚証
    陽 ■■■■□□□□□□□
    陰 ■■■■■■■■□□□
D: 陰虚証
    陽 ■■■■■■■■□□□
    陰 ■■■■□□□□□□□
```

図1

図1をみて下さい。八味丸を語るときは"腎陽・腎陰"なんて表現されることが多いのですが、ごく大雑把に陰・陽といってもいいでしょう。つまりバイタルエナジーの陽的な側面と陰的な側面……って感覚ですね。

まず、図1のAですが、健康な青壮年の陰陽バランスとお考え下さい。次にBですが、老年期の陰陽バランス。流石に青年期より陰陽とも、絶対量が減少しているイメージです」

「なるほど、感覚的には、そんな感じかな」

「で、陰と陽がバランスよく衰えている場合、青壮年期に比べ元気がないのは如何ともしがたいのでしょうが、とりわけての症状は出にくい状態。しかし、陰と陽の衰え方のバランスが悪いことが間々あるわけです、図C/D」

「図Cが陽虚、図Dが陰虚というわけか」

「そうです。で、そんなご老人の陽虚状態を治療するためには、陽自体を補うのももちろんですが、同時に陰も補ってやった方がよろしかろう……という感覚なんです。前号で出した"おナベの水温調節"のイメージで申しますと、火力を強めるのと同時に、冷却水も少し注いでおく……その方が安全、てなことですね。八味丸の補陽の部分、つまり附子と桂皮だけの処方なんて、危なくて使いにくそうなんですわ」

「蘭方業界で言えば、ラシックス® 使うときにカリウム出過ぎちゃ困るから、アスパラK® も出しておく……って感覚かな？」

「うーん、ちょっと違うような気もするんですが、まあ、似たようなものとお考えいただきましょうか」

「まあ、納得しきったわけじゃないが、八味にばかりこだわってると、話が六味の方に進まないから、この辺で勘弁してやろう。で、六味丸だけど、前にも言ったが、アタシでも八味丸は結構使うんだが、六味の方は知らなかった。医師会の会合なんかに出ても、八味丸の話が出ることはあっても、六味丸の話は滅多に聞かないんだけど、どういうわけかね」

「それは前にもちょっとふれたことですが、日本漢方界で指導的な先生方が、古方派の影響を受けているからじゃないでしょうか？ところでだんな、八味丸と六味丸どっちが古くからある薬かご存じですか？」

「そりゃ薬味の少ない六味の方が古いのと違うかい？」

「ところがそうではなくて、複雑な八味丸の方が古い方剤なんです。八味丸は傷寒論・金匱要略、つまり漢の時代からある方剤ですが、六味丸は 12 世紀の文献に初めて出てくるんです」

「なるほど、日本漢方の先生方は傷寒論を重視するって言ってたね。だから日本ではあまり有名じゃないわけか」

「そういうことでしょう。実はこの六味丸"小児薬用直訣"という

小児科の本に出てくる処方。やはり腎虚を補う処方でもあります」
「おいおい、哲ちゃん、さっきおまえさん"腎虚は老人病"みたいなこと言ってなかったっけ？」
「はい、確かに。でもね、だんな、考えてみれば小学校低学年以下のガキが、はらんだのはらませただのって話、滅多に聞かないでしょ。青壮年期に比べりゃ、子供ってのは腎が未熟ってことです」
「なるほど」
「で、必ずそうだ……と主張するつもりもありませんが、子供の腎の未熟さは、陰陽のバランスで言うと、陰が不足気味、つまり図Dのような感じのことが多いわけです」
「陰が不足すると、熱っぽい症状が出る……とか言ってたな」
「そう、冷え性の子供がいて悪いわけではないんですが、年寄りに比べれば子供って暑がりが多いじゃないですか。夜、寒かろうと思って布団かけてやっても、すぐにはいじゃうとか」
「うんうん、そうね、ガキってのはいい暖房道具だよね。冬場ワシの布団に寝かせてテレビなんか見せとく、で、ワシが寝るときガキを追い出して寝るってえと、丁度具合良く布団が暖まって……」
「へえ、そんなことしてらっしゃるんですか。ともかく、そんな火照り気味の子供に、桂皮だ附子だといった暖める薬、つまり補陽薬を使うのはまずそうでしょ。で、子供の腎虚を治療するのに、漢代から伝わる八味丸は使いにくい。ならば、そこから補陽の薬味を抜いちゃえば、子供にも使いやすかろう……てな発想で六味丸は生まれたんだと思いますよ」
「なるほど、で、ツムラのマニュアルを読むと"疲れやすくて尿量減少または多尿で、時に口渇があるものの排尿困難、頻尿、むくみ、かゆみ"なんてわけのわからないことが書いてあるが」
「まあ、そういう症例に使っちゃいけないということではないんですが、回りくどい表現だと思いません？　私に言わせれば、これ

が日本漢方の欠点なんです」

「確かに、大体"尿量減少または多尿"なんて相反すること言われるから、蘭方医としてはわけがわからんのだよ」

「でしょう、そこにいくと中医学的な表現はよほどすっきりしてるんです。つまり"六味丸は腎陰虚の薬"と一言で済んじゃうんですわ」

「でも哲ちゃん、腎陰虚という概念がわからんとダメだね」

「そりゃそうですが、いやしくも患者さんに漢方薬を出そうとするなら、そのくらいは勉強しとく義理はあるんじゃないですか。何でも結構"中医学入門"てなタイトルの教科書を一冊お求めになり、具体的にどんな症状なのか読んで欲しいものですね。ごちゃごちゃしたツムラのマニュアル読むより、将来的によほど応用がききますから」

「わかったわかった、後で読んでおきましょう。でもそこまで言ったら、ちょいと解説しなさいな。本誌、原稿の集まりが悪いみたいだから、多少の超過は許されるだろうから」

「わかりました、じゃあ独断と偏見に満ちた方剤解説をやっつけましょう。

まず、腎の機能ですが、先に述べたようにバイタルエナジーの元でありまして"ハメマラ"それに泌尿器系、中枢神経系の一部、呼吸機能の一部などに関与するとされています」

「おいおい、泌尿生殖器はともかくも、中枢神経系や呼吸機能だって？」

「くどいようですが腎は kidney じゃないんです。そういう機能系、とご認識あれ。そうじゃないと先に進めませんので悪しからず。

で、腎虚ってくらいですから、バイタルエナジーが弱い人をイメージして下さい。さらに具体的に言えば、泌尿生殖器系の問題が前景に出ているような症例ですね。そして、陰虚ってくらいですか

ら、潤いが不足して、熱っぽい症状に使えるわけです。

　さて、だんな、腎虚・陰虚って概念を頭の片隅においてツムラのマニュアルで六味丸のところを読み直して下さいな」

「なるほど、言われてみれば、エネルギー不足で泌尿生殖器系の問題……ってまとめても良さそうな症状が書いてあるな」

「わかっていただけました？　ちょっと補足しますと、例えば、ここでいう"かゆみ"は、陰虚＝潤いの不足、つまり乾燥肌の人のかゆみってこと。口の渇きも陰虚の症状なのですわ。

　さらにマニュアルの下の方に"八味地黄丸を服用してのぼせ感を訴える場合"てなことが書いてございますが、これは図1Dの患者に、補陽しちゃった場合……ってことです」

「なるほど、エネルギー・元気が乏しい人は疲れやすかろうし、kidneyも含めた泌尿器の問題、ということなら乏尿でも多尿でもいいということか。

　ところで、腎＝泌尿器系というのは蘭方的にもなんとなく納得がいくが、それにしても呼吸器系というのは何なんだい？　ツムラの適応症にもそれらしき病名はないようだが」

「呼吸器系の病気にも使えるんですよこれ。まあ、病名漢方じゃ思いつかないでしょうけどね。漢方理論でも呼吸と最も関連深いのは肺です。肺は外から酸素を取り入れる器官であることは漢方でも同じです。ただ、業界用語で酸素のことを"清気"と呼びますが。で、取り入れられた清気はどうなるかというと、"腎で納められる"ってことになってるんです」

「だから、その辺が、ちょっと荒唐無稽にすぎないかい？」

「まあね、蘭方的常識で言えばそうですね。私も最初そう思ってた。でも、実際、呼吸器系の病気に六味丸やら八味地黄丸などの補腎薬を使うと、良くなることあるんです。例えば、現在高一の私の娘、小学生時代、気管支喘息だったんですが、六味丸が飲めるよう

になってから、発作の頻度・程度が激減したのは事実ですよ」

「そんなもんかねえ、こうなりゃ"毒を喰らわば何とやら"だ、伺おうじゃないの、腎が関わる呼吸器病って何か特徴あるのかい？」

「よくぞおたずね下さった。先ほど"腎は気を納める"と申しました。それがすべてではありませんが、"息を吸うのが苦しい"とおっしゃる患者さんに、補腎の治療を考えるといいこと多いみたいです。蘭方の先生方にこの話をしますと怪訝な顔されることが多いんですが、気管支喘息の患者さんでも、発作時"息を吐くより吸うのが苦しい"とおっしゃる方、結構いますよ。納められるべき清気が納まらないんだから、吸気が苦しい、って感覚的にご理解あれ」

「それで、哲ちゃんの娘さんには、どんな治療をしたんだい」

「六味丸は発作の予防薬って感覚ですね。実際に発作が起こったときは、麻杏甘石湯とか五虎湯とかの気管支拡張作用をもった方剤ですね。これ、麻黄という生薬が配合されたもの、すなわち少なくともエフェドリンは含有してるわけです。それでだめなら蘭方でした。でも、六味丸使い始めてから、点滴の世話になったことなかったんじゃないかなあ」

「気管支喘息に柴朴湯などともいうが」

「確かに柴朴揚がいいこともありますね、痰が絡みやすい人にはいいでしょう。でも、陰虚の症状がそろっているようなケースに柴朴湯はいただけませんね、六味丸の方がよさそうです。もちろん冷え性で腎虚の御老人なら、八味丸を考えるわけです」

「ふうん、六味丸や八味丸って、マニュアルに書いてある病態より適応広いんだ」

「そうですね、主訴が呼吸器の問題であれ、泌尿器の問題であれ、腎虚がベースにあると診立てたら補腎を考える。これ漢方医学の大事な原則の一つ"異病同治"の考え方です。逆に、蘭方的には同じ

喘息でも、患者さんの体質により、柴朴湯を使うこともあれば、六味丸を使うこともある……これすなわち"同病異治"の考え方。こちらも大切ですね」
「でも実際に何を使ったらいいか決めるの大変そうだねえ。なにかいいマニュアルないの？」
「うーん、勉強していただくしかないですねえ。マニュアルっていえば、先ほどツムラのマニュアルをけなすような言い方しましたけど、あれだって間違ったこと書いてるわけじゃないんですよ。初心者のうちはあれをしっかり読んで処方するべきだとも思います。ただ、あれだけ読んでたんじゃ、少なくとも六味丸を喘息に使う発想は逆立ちしても出てこないでしょ。あれは日本漢方の口訣、すなわち、いろいろな名医が述べた方剤運用のコツのダイジェスト。あまたあるそんな口訣を何千何万と頭にたたき込むキャパシティがあれば、そんな勉強方法もいいでしょう。ただ、それってきつい勉強法だと思います。例えば"腎は呼吸機能の一部に関与する"てな蘭方的に受け入れにくい前提を含んだ中医学理論ですが、そこをとりあえず受け入れちゃえば、後は楽。日本漢方の口訣だって中医学的にみれば理解しやすいものなんです。とりわけ初心の読者には、日本漢方の大家の著書にあたったり、そんな大家の弟子になるのも有意義だとも思うのですが、その前に（もしくは並行して）中医学の勉強をされることを強くお勧めする次第です」
「うーん、まあ、今日のところはご高説うけたまわっておきますか」

　フーン。腎が呼吸機能の一部で六味丸が気管支喘息にも使えるなんてね。アタシには何となくワンダーワールドって感じの話でした。
　いやなに、アタシも寄る年波で最近は「下半身が水戸黄門」。ブ

ラブラしながら左右に助さん格さんがひかえているという情けない状況なのです。八味地黄丸を試してみようかな。これで「下半身が暴れん棒将軍」なんてぜいたくは言いませんけど、せめて泌尿器から生殖器に戻ってくれたらいいんですがね。戻ったからどーした、と言われてしまえば、まあそれまでのことですが（「あなた、イヤーン」。原稿を盗み読んだ妻育子加筆）。って、こればっかし。

　対談中禁じられていたのでシモネタがほとばしり出てくるって感じです。これって陽なのかな、陰なのかな。

「まあ、中医学を勉強されることを強くお勧めします」

　という、下田先生の真剣かつ常日頃からは考えられない力強いお言葉が心に残る蘭方医でした。じゃあ哲ちゃん。また来月もどこかの飲み屋で楽しく対談しましょう。

　それにしても、六味丸と八味丸の話をしながら、出されたモツ煮に七味唐辛子をふりかけているアタシラって一体何なんでしょうかね。「あんたら六味にも届かない。ゴミ（五味）だよ、ゴミ」なんて陰口も聞こえてきそうですが……。お後がよろしいようで。

# エピローグ 3　　サゲ

　本文でも「ちょっと苦しいんだけど」とか言い訳しながらやってますが、相当に説明はしょっちゃってますね。まあ、感覚的になんとなくわかってもらえればいい文章なので、ご勘弁願います。ちょいと硬いんですが、補足的説明をひとくさりさせて頂きましょう。

　「陽虚証、つまり"体を温めるサムシングの不足"」なんてさらりと言っちゃいました。実際に佐藤先生に対し、飲み屋で語ったことを忠実に再現すると多分以下のようなものだったはずです。

　「そーですね、陽虚ってのは読んで字のごとく"陽の不足"です。じゃ陽って何？　って話になりますと、ここでは体を温めたり、活動性を増したりする機能が想定されている何物か・サムシングってニュアンスですね。ま、私は中医学概念のほとんどすべては"＊＊という機能が想定されている実体のないサムシング"と考えているんですが……」と、まだまだ続く長弁舌をふるったのだと思います。

　さらに本音を言えば「補陽すると良くなるのが陽虚証、補陰するといいのが陰虚証」というところからスタートするのが、科学的教育を受けてこられた皆さんには受けがよろしいと思います（これ、初学当時自分自身を納得させた論理）。でもそれじゃあ、どういうときに補陽なり補陰を考えるかという時に困りますから、一応中医学理論をさらりと学ぶことがおすすめなのです。

　前段は、後年とある医療系メーリングリストで、ばりばりの日本漢方系論客とも意見の一致をみたことです。荒唐無稽とも感じられる中医学理論ですが、多くの漢方方剤は序文で佐藤先生がコイショしてくれているように、長年のトーナメントを勝ち抜いてきたようなところがあります。そしてそれを組み立てた根拠を

学ぶことは、その長所と欠点を知ることに通じ、臨床運用に大きな幅をもたらしてくれるように感じています。

　少なくとも「八味地黄丸は老人のかすみ目の薬」という認識だけでは、処方した後、妙な火照りを訴えられたとき処方を止めるしか選択肢がないでしょう。そんな時には六味丸やその加減方（知柏地黄丸や、杞菊地黄丸など）を考えるわけです。

　連載当時高校生だった我が娘ですが、十余年の年月は彼女を一児の母に変えてくれました。そういえば、お互い子供が幼かったころの夏休み、佐藤・下田両家総出で後輩が勤務する檜原村に一泊旅行をし、二日目はマス釣り場でバーベキュー、っていうのを数年続けたことが懐かしく思い出されます。佐藤先生と私、そんな関係でもあるんです。（だからどーしたと言われてもこまるのですが……）

## 第四回 五行論 1

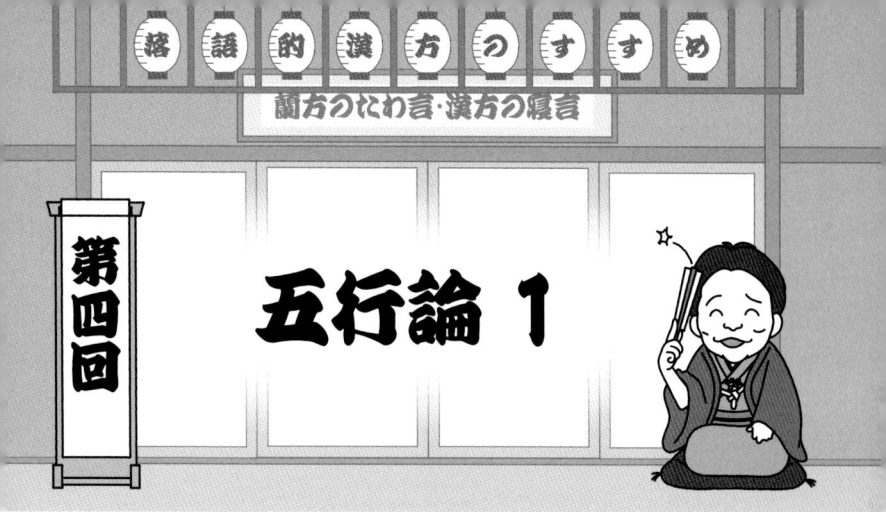

### プロローグ 4 　マクラ

　この連載もついに「五行論」までたどり着いた回です。

　本文対談で、何故五行論が「五」行であるかについて、自説を述べておりますが、当然ながら「考証学」的な作業は全くやっていない「妄言・寝言」でございます。

　もし、真面目に考証学をやられている先生が、似たような結論を発表されておられるなら、私としては嬉しいですね。私の直感がそれなりのものであった証明でもありましょうから。

　序文で前回の「佐藤トーナメント理論の論文調翻訳」というのをちょいと試みたつもりなんですが、つい最近見学に来た若手研修医君は、こっちの方がわかりやすいって言ってくれましたね。

　でもしかし、私としては佐藤先生の文章の方が好きなんですよ。

　というわけで、この五行論入門編、私としては、佐藤先生のご協力もあり、かなり自信ある一編なのです。つまり、五行論の医学と関係乏しい枝葉末節をバサリと切り落とし根幹だけ残し、そ

れにギャグをまぶした……てな感覚。十年前の私、結構上手いなと思うのです。もちろん、漢方業界人にみせるといろいろ難癖は付くでしょうがね。


　うーん、この連載も今回で四回目ですか？　いつまで続くんでしょうかねえ。書き手としては、ちょっと最近、別口の物書き仕事が入っちゃた事情もあり、皆様から「おいこんなアホな企画、早くやめちまえ」てな反響でもあれば、いつでもやめるにはやぶさかではないんですが……。

　私事ですが、この秋に、平凡社新書から「一般向けの漢方医学解説書」の出版を計画しているのですけれど（露骨な前宣伝にて失礼いたしますが、乞うご期待！）、そちらの仕事は「真面目な内容、硬めの文体」を指示されているもので、その反動で、こちらの方は、思いっきり軟らかめにいこうか、などと考えている今日この頃（普通は医学専門誌の方を硬めに書くところでしょうがね）。

　それにつけても我が相方の佐藤先生、鋭いですね。漢方トーナメント理論（先月号のマクラ参照）説得力ありますね。

　同じ内容を、根が真面目な私が書くとすると「広大な中国各地で自然発生したであろう素朴な民間療法が、部族間の文化交流を通じて融和し、有効性の少ない方法論は淘汰され、より洗練された方法論の体系が形成された。それの体系が、時々の中国を支配した権力者の力などを背景に文書化されたものが伝わり、現代にまで続く中医学・漢方医学の基礎となっている」ことになるのです（はい、うそです。まあ、私でもたまには論文調の文章が書けるところくらい、お見せしたかったもので）。

　まあ、前段の表現の方がわかりやすい、とおっしゃる読者もいないとも限りませんから言い直してみたのですが、「トーナメント理

論」の方が面白いですよね。

　それから漢方医学＝EBM理論、まあ、EBMといってもExperience Based Medicineですけど。実は同じ表現を去年、自治医大の学生さん達への講義で使ったんです。私としては半分ジョークのつもり、でも話芸のない悲しさで、大真面目にノートしていた学生さんが多かったですね。悪いことしちゃったかな。

　さらに、先月号のサゲ、「ゴミ（五味）」でしめるところなんか、練達の芸という感じです。あれでさりげなく本号のテーマ「五行論」につなげようというのでしょうから。

　立場上、対話部分の原稿整理はいずれにしても私の役目、佐藤純一ファンでもある私としては、マクラとサゲくらいは、佐藤先生にお願いしたいものです。皆様も「マクラとサゲは佐藤先生の方が面白い……」てな声でも編集部の方にお寄せ下さいな。

　くやしいけれど、私のマクラより面白いでしょ？　ね、お願いしますよ。


（佐藤先生、妙齢のご婦人を伴ってのご来訪）
「やあ石岡のだんな、遠路はるばるご苦労様です」
「あ、哲ちゃん、こちらあたしが月イチでバイトしてるA内科の婦長さん。この間、哲ちゃんとこにかかったから知ってるよね。絶好調だけど婦長さんとはこれいかに、絶不調でも校長先生というがごとし、なんちゃって」
「あれ、だんな、もうすでに出来上がっちゃってるんですか、絶好調ですね。現役だけど陰虚がいるがごとし、っていうのはいかがです？」
「おまえさんのは、理屈っぽくっていけないよ、全く。で、こちらの婦長さん、おまえさんの漢方飲むと、おなかが張ってごろごろいうばかりで効かないっておっしゃってるんだけど」

「うーん、すみません。でも、婦長さん、うちの若い者が代診してるときにいらっしゃったんですよね。それに、初会だけでどうのこうのというのは野暮ってもんです。せめて裏を返して、なじみ[注1]になっていただいてから、漢方医は評価していただかなくっちゃ」

「そんなもんかねえ、ところで、哲ちゃん、この連載も四回目、裏も返したし、もうなじみになってるけど、割と皆さんに評判いいみたいだよ」

「結構な話じゃありませんか、私としてもやりがいがあるってもんです」

「まあねえ、結構は結構なんだけど、あたしゃ、知っての通り"サービス精神の権化"だからね、評判いいと止められなくて困るんだよ。

ねえ、"絶不調の校長センセ"は願い下げだけど、こうして"絶好調の婦長さん"なんかと一緒に、原稿のことを忘れて、楽しいお酒が飲みたい、と、思うわけだ」

「そうねえ、でも、乗りかかった船だからもう少しは続けたいなあ。ただね、自分から止めるのは、ちょっと抵抗があるけど、止めさせられるように持っていく手は準備してるんですぜ」

「へえ、どうするの?」

「簡単ですよ。まず、だんなには、思いっきりシモネタを語っていただきます。お手の物ですよね。そして、私も及ばずながら例えば"だんながお好きな競馬とかけて、ここにあるこの鰻のタレ[注2]と解きます。そのココロは、どちらもカケなきゃつまらない"などとつまらないギャグを連発して援護射撃。さすれば、流石に温厚な

---

注1) 廓噺の世界、遊郭に初めて行くのを「初会」、二回目を「裏を返す」、やっと三回目以後に「なじみ」になれるのだそうな。
注2) 対談会場の居酒屋に、鰻もメニューにあったのだ。

藤本編集長も"お前らの原稿、もういらねえ！"と怒り出すはず。完璧な計画でしょ」

「トホホ、おまえさんの謎かけで、笑える読者は滅多にいそうにないね。まあいいや、早いとこ五行論にはいろうや」

「はいはい、というわけで、今回は五行論入門です。以前にプラスとマイナス、相反する二つの力のせめぎあいにより保たれる恒常性、って話をしましたよね」

「つまりは"陰陽論"だな、体温調節なぞを例に、結構わかりやすかったぞ、ただ、あの時もちょっと言いかけたが、プラスとマイナスだけじゃあちょいと不十分だよね。蘭方的にいえば、例えば間脳・下垂体・内分泌器官がおりなすホルモン調節機構、みたいな、三つどもえ・四つどもえの関係、ってのはいくらもあるわけだから」

「そうなんです、だからというわけでもないんでしょうが、中医学には陰陽論とさらに、五行論ってえのがあるんだと思います。要するに、複雑な平衡状態を説明するのに、陰陽だけじゃ足りないんで、複数の要素間の力動関係を考えるようになったんでしょう。たとえて言えばジャンケンの三すくみ、だんなお得意の三角関係のような……」

「おい、哲ちゃん、あたしゃ前回も書いたが、下半身水戸黄門状態、人聞きの悪いこと言うもんじゃない」

「失礼いたしました、でも、外食レストランだと"暴れん坊将軍"じゃなかったんでしたっけ？　いけねえいけねえ、私からシモネタに走ってどうするんでしょうね、まあお互いの家内安全のため、下半身事情は、自己申告制にしときましょう。

　ちょいとまともな例をだしますてえと、例えば国家だって、三権分立とかいって、司法権・行政権・立法権の三つを分けてますよね、全部一人の独裁じゃ危険な火あそびの好きな某国みたいじゃないで

すか」

「わかったわかった、でも何で"五"行なんだい？　三行でも四行でもよさそうなもんじゃないか、蘭方でもその昔、ガレノスってえギリシア時代の人は四つの体液で病気を分類していたそうだ」

「そうそう、多血質・粘液質・胆汁質・黒胆汁質てえやつでしょ、私も聞いたことがあります、でもねだんな、今時ガレノス流で診療しているお医者さんっておられますか？」

「そりゃいそうもないな。蘭方的医学史でいうと、生命体を構成している細胞が認識され、病気の本態としての細胞病理学説が登場してから、つまり、ウイルヒョウ大先生が登場して以来、体液の病理学説はすたれたといえるな」

「わたしゃねえ、人体の生理を三行や四行で考えたやつが中国にもいたんじゃないかと想像してるんです。もちろん文献的に考証したわけじゃありませんが。現にチベットの伝統医学は四行論を基礎にしてるそうです。でも、それはマイナーだし、五行論の前に淘汰されちゃったんじゃないか？　と思うんです。つまり、だんなのトーナメント理論が、個々の薬物・治療法だけでなく、基礎理論にも及んだ……全くの根拠なしの想像ですけどね」

「五行論が"五行"であることの有難味ってどんなことなんだい？」

「よくぞお尋ね下された、昔の中国の腑分けがセコイとはいうものの、体の中にいろいろな臓器があることぐらいはわかってたはずですよね、それらのモノがお互いに影響を与えあって恒常性（ホメオスターシス）を保っていると考えたんでしょう」

「なるほど、確かに蘭方系の腑分け図に比べると、中国医書の図は写実性からいえばひどいもんだが、まあ、大体、それらしきところにそれなりの臓器が書いてはあるな」

「そこでですね、図1を見て下さい、ある一つの要素（E1としましょう）について、

第四回　五行論1

図1

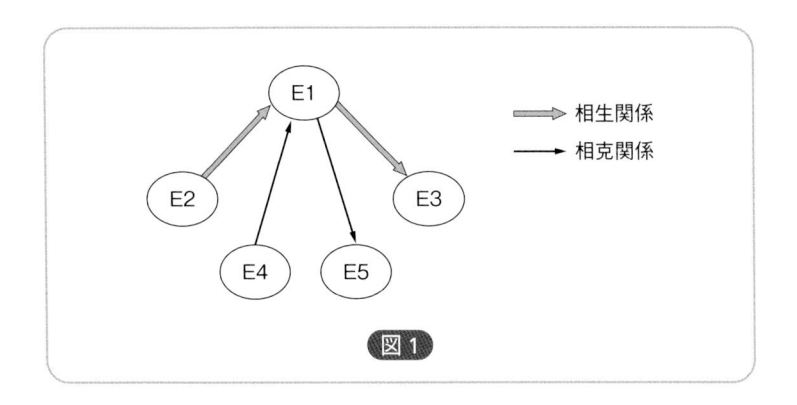

　E1を生み出すモノ：E2、
　E1が生み出すモノ：E3、
　E1をコントロールするモノ：E4、
　E1がコントロールするモノ：E5、
というふうな別のモノ（要素E2〜5）が存在するはずだ、と考えたんだと思います」

「確かに、相互に影響を与えあっている体系であるならば、そんなふうに考えるのはもっともなようだがねえ……」

「最後の"……"が気に入りませんがいいでしょう、つまり、一つの要素に、図1に示した4つの要素が付帯しているはずだ、また、それらの要素をすべて含んだ系が一まとまりに、統一体を形作っているはずだ……と考えると、その系に含まれる要素の数は、その4つが独立しているならば、最小で5つになるっていうのが、私の考え方なんです。昔の中国人は、人体だけでなく、世の中の森羅万象を、5つの要素で代表させた相互関係で理解していったようです。もちろん、一つの要素に先に言った4つの要素が付帯していれば、七行でも八行でもかまわないんでしょうが、できるだけ単純にって言うと、どうしても五行になっちゃうんです。シンプルイズベスト

ですな」

「おまえさん、意外に理屈っぽいんだね。で、ちょっと不安になってきたんでお尋ねしておくが、それはスタンダードの考え方なんだろうね？」

「とんでもございません、以前、ある学会で中医好きのM先生と酒飲みながら話し合ったことで、北京から来た偉い先生にこの話をしたら、オマエの新説だって言われました」

「おいおい、いくらなんでも、おまえさんの独断だけでやられちゃ困るよ」

「はいはい、私の独断はこの辺にいたしまして、だんなのお好きなスタンダードに戻りましょう。でもね、私みたいに考えると理解しやすいんじゃないかと愚考いたしまして、長弁舌をふるったわけで悪しからず。とにかく、図2をご覧下さい、五行ってのは、この五つでございます」

「ふーん、火曜から土曜まではあるんだ、でも、月曜がないのはいいけど日曜がないのは困るねえ。アタシの好きなダービーやら天皇賞は日曜日なんだよね」

「曜日じゃないんだから……。要するに昔の中国人で、人体やら

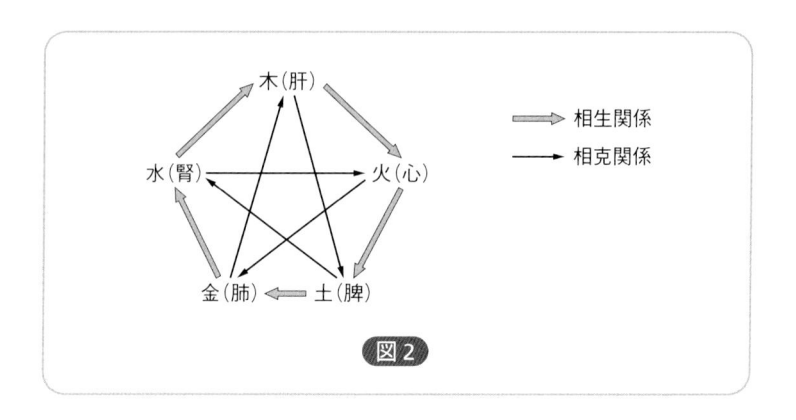

図2

森羅万象この"木的なもの""火的なもの"……によって構成され、相互に影響を与えあって世の中の恒常性が保たれている、って考えた奴がいたってことです」

「この順番には意味があるんだろうね」

「その通り、例えば何でもいいんですが、このうちの"木"に注目していただきましょうか。まず、木を生み出すモノは"水"でございます、業界用語を用いさせていただきますと、木を我といたしまして"生我"なんてもうします、私の図1でいえばE2ですね。水は木の母ってな言い方もいたします。また、木が直接に生み出すモノは"火"です（"我生"ともうします、図1ではE3）。火は木の子とも言います。この、"生み・生まれる"関係を"相生関係"と申します。

さらに、木を直接コントロールするモノは金でして（"克我"と言います、図1のE4）。木が直接コントロールするのは"土"です（"我克"と言います、図1のE5）。この"克"という字は"抑制的コントロール"と解釈するのがわかりやすいと思うんですが、お互い克しあう関係を"相克関係"と言うわけです」

「おい、ひょっとしたら、水がないと木が育たないから水が木の母で、木が燃えると火になるから子供、土砂崩れを木が防ぐから土が木の我克、金属が木を切りうるから金が木の克我ってわけかい？」

「面目ない、その通りで……恥ずかしいからそこまで言わなかったんですけど……」

「さらにちょっと待てよ、哲ちゃん。それを言い出したら、たとえば土がなけりゃ木は育たないんじゃないのかい？」

「いじめないで下さいよお。でもまあ、水栽培でも植物は育つ、ってことで示談にしていただけませんか？」

「よし、その件については許してやろう。でもねえ、相生関係でいって水が木の母、木が火の母、ってあたりは百歩譲れるとして

も、金が水の母、っていうのはどうおとしまえつけるんだい？ え、どうなの？」

「うーん、そうですねえ。おとしまえつけろと言われましても、私自身が考えたことじゃありませんで、ここは一つ、千歩くらい譲っていただいて、とりあえずこういうものだと飲み込んでいただけませんか」

「まるで、百川の百兵衛[注3]だね。でも、これが中医学とどういう関係にあるんだい」

「中医学では、肝臓は木、心臓は火、脾臓は土、肺は金、腎臓は水、ということになっております、例えば肺（金）が弱っているときに、その母親の土を元気づけてやれば上手くいく……ってな実用的な考えも出てくるわけでして……」

「おいおい、ちょっといくらなんでも、ヘリクツ・ハッタリてえ感じがするなあ」

「確かに私もこの辺のことは、眉にツバしながら勉強してます。現代につながる日本漢方に大きな影響を与えた、江戸時代の吉益東洞って人が、中国医学の陰陽五行論を思弁的にすぎると、切り捨てちゃったのも理解できます。でも漢方医学で用いる方法論を形作ってきた中国の先達たちは、みなこういった理論をふまえていたであろうことも事実でして、やはり、中医学ワールドを覗いてみようとする人は、避けて通っちゃいけないところ。まあ、何となく図2の五角形を記憶の片隅にでもおいといて下さいましな」

「わかったわかった。でもこれ、何か良い覚え方ないのかい？ 例えば"ふいに芸者と旅館の風呂で、転んでにやにや二三曲、側臥位

---

注3) 高級料亭「百川」で、田舎者の奉公人百兵衛さんが、大きなクワイのきんとんを丸飲みさせられる、というギャグを含んだ古典落語があります。

いこうかいくまいか、いい娘も入れなきゃいさまない" みたいな……」

「あ、懐かしいなあ、それ。芸者＝外斜径＝21cm（ふい）・旅館＝稜間径＝26cm（風呂）・転んで＝転子間径＝28cm（にやにや）……って産科的な正常値を覚える奴ですね。作者不詳だけど、全部に意味のある大傑作ですよね」

「そうそう、こういうのないのかい？」

「ねえ、たったの五つですよ、このくらい覚えて下さいよ」

「うーん、そりゃそうだ。ところで哲ちゃん、そろそろ連載1回分くらい喋っちゃったようだが、今回は臨床的なことほとんどなしだね。藤本の健ちゃんに怒られちゃうよ」

「だんながしょうもないツッコミ入れたり "ふいに芸者が……" なんて懐かしいこと始めるからいけないんじゃないですか。次回も続けて、五行論その2をやるってことで、とりあえず今回は中入りにしましょう」

「でもまあ、何かやりなよ、ちょっとでいいから」

「わかりました。じゃあ、今回のサゲで、そちらの "絶好調の婦長さん" の治療とその見通しを語るってことで示談にして下さいな」

　私としても、多少はまともなこと書かないといけないとは思ってるわけです。皆様には以下の記載が解説なしで理解できるようになっていただきたい、というのが私の本音。スペースの関係もありますが、あえて解説は簡単にやらせていただきます。対談の中でもふれましたが、代診医とそのアドバイザー（中医師＝中国の漢方医ライセンスをもった中国人）が初診しました。

症例：A内科の婦長さん、30代の女性

主訴：月経痛

随伴症状：重篤なものはないが、吹き出物、便秘傾向あり。月経

痛がひどいときは、嘔吐してしまうこともある。

　中医学的所見：脈は沈細。舌色は紫。舌苔は淡黄膩

　初診医は、舌色から瘀血の存在、舌苔から痰湿とその熱化を考えたようです。そして「瘀血痰湿・肝胃不和（鬱熱）」という弁証（中医学的診断）をカルテに記載し、大柴胡湯と当帰芍薬散および延胡索を処方しています。

　とりあえずは妥当な処方だったと思えます。私ですと、このような症例には、第一感、逍遙散なんですが[注4]、大柴胡湯＋当帰芍薬散というのは、かなり逍遙散に近い処方。さらに彼女の便秘傾向をふまえ、大黄配合処方である大柴胡湯を選択したのは、エキス剤使用という制約下で、上手いとすら思いました。

　でも、これを服用すると「おなかがごろごろ」なんですよね。これ、当帰やら芍薬やらの補血薬が過剰なときに起こりやすいこと。で、大柴胡湯だけの服用を指示し、しばらくしてから本稿執筆のために、同業者であるのをいいことに電話でインタビュー。そうしたら「おなかのごろごろはなくなったが、月経痛はしっかりあった」とのお答え。

　うーん、これじゃあ原稿書き難いなあ……と思いながら「何か良くなったことありません？」と尋ねたところ「あ、そういえば、初診のとき言わなかったけど、背中のコリ・痛みが楽になった」とおっしゃっていただけました。漢方薬の効き方って、そんな雰囲気で狙ってないところに出ることが間々あるんです。

　本稿執筆時点では、ここまでなんですが、今後の方針について一くさりしましょう。初診時の弁証は、まあ、妥当なところだと思っています。ただ、薬の使い方がちょっとバランス悪かったという反

---

注4）　拙著「医者とハサミは使いよう（'02．コモンズ）」で月経周辺の問題を扱っております。ご参照あれ。

省。大柴胡湯を使っても便秘傾向は改善していないといいます。そこで、瀉下作用のより強い桃核承気湯とか、大黄牡丹皮湯をこれから試していくことになりそうです（この二処方、瀉下だけでなく、瘀血に対する効果も期待できます）。

　さらに大柴胡湯的な"肝"に対する配慮は継続することになるでしょう。大柴胡湯を続けるかもしれませんし、加味逍遥散などに代えるかもしれません。エキス剤でいえば、いわゆる"柴胡剤"の継続です。この婦長さん、全体的には美形なのですが、確かに赤い吹き出物がいくつか。処方全体としては、赤い吹き出物に象徴される熱的な症状に対処すべく、清熱剤を含んだものを使っていくつもりです。温清飲の加減方（柴胡清肝湯とかですね）も悪くないと思います。

　煎じ薬が出せる状況なら、逍遥散＋清熱薬＋駆瘀血薬＋瀉下薬という感覚。エキス剤の制約下でやるとすれば、複数処方の組み合わせで（まあ、2処方以上出すと保険で切られますけどね）イメージした煎じ薬を再現する作業。ちょっとパズル的な頭の使い方をすることになります。

　どうです、私の書くこと、唐人の寝言みたいでしょ。タイトルからして「寝言」と謳っているんですから勘弁して下さいな。ただ、実例に則して、インチキ漢方医がどんなことを考えているか、ちょっとその雰囲気だけでも感じていただけたらと思ったもので。

　では、来月号では中入り後の「五行論その2」にてお目にかかりましょう。次回はもう少し、具体的・臨床的なことも対談で語るつもりです。乞うご期待！

# エピローグ 4　サゲ

　本文で展開した私の「独断的自説」ですが、確かに中国人の先生には「お前の新説」といわれはしましたが、とある学会で初対面の先生と意気投合したところをみると、図々しく活字にしたのは私だけだけど、それなりに漢方〜中医学やってる先生方は似たような感覚もっておられる方が多いのではとも思います。

　初心の読者にはもちろんですが、漢方ベテランの読者にもちょいと提言したいのが、五行の「相克」関係の「克」の解釈です。本文で述べたように「抑制的コントロールをする」関係という表現がかなりいい線いってませんか？

　あ、それから「絶好調の婦長さん」に関しては後日談を6回目に書いてますのでよろしく（ちなみに、この佐藤ギャグですが「ゼッコウチョウのフチョウ」とか音読して下さいね。まあ「オヤジギャグ」とのご批判は甘受せにゃなりませんが）。

## 第五回 五行論 2

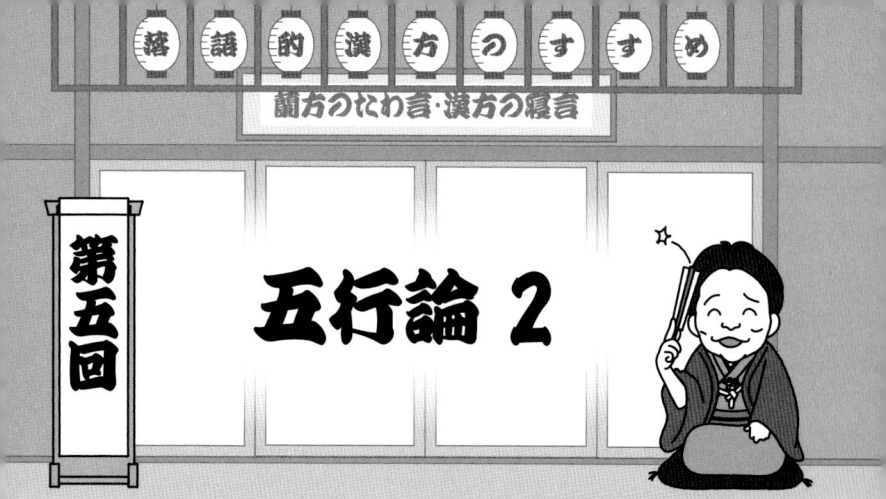

### プロローグ 5　マクラ

　この回は「五行論その 2」です。前回語りきれなかった五臓の機能とその相互関係を説明したところです。我ながら、ものすごく大雑把な解説ですが、大雑把な良さもあろうかと思っています。それでは五行論ワールド・パート 2 お楽しみあれ。

　アタシたちの対談とかけて、北関東の都市と解きます。そのココロは……。シモネタ（下仁田）もあれば今イチ（今市）もあるでしょう。うーん、うまい。座ぶとん一枚。
　あいかわらずだらないことを考えている蘭方医なのです。
　しかし漢方は奥深いですね。どーして木が肝臓で、火（心臓）を生み、土（脾臓）を克すのか、よくわかりません。慢性肝炎や肝硬変で脾腫をきたすことは蘭方業界では常識ですが、それが「克す」という意味ではないようです。そもそも漢方で言う「肝臓」とアタ

シらが知っている肝臓とは違うモノなんですね。と、言うより、昔、蘭方の先達っつぁんたちが"liver"（ホントはオランダ語で表わすべきなんでしょうが、何と言うのか知らないので英語で代用します。悪しからず）という用語に出会った時、「フーム、これは漢方で言うところの肝臓に似てますな。じゃあ、liverのことを肝臓って訳しちゃいましょうよ」ってな感じで、既存の用語に当てはめて訳したために、漢方界と蘭方界で混乱が生じたんでしょう。

英語でcancer、ドイツ語のKrebs、これはともに「蟹」という意味です。当時日本には、cancerもabscessもそうでない何かも全て含めて「しこりができる悪い病気」という意味の「癌」という言葉がありました。そこで先達っつぁんたちはcancerを癌と訳したわけです。ですから本来の「癌」とcancerは本当は違う病気のはずです。それと同じことが漢方の「五臓」にも起きているので、まぎらわしいんですね。何とかなりませんかね。

まあもっとも、cancerの場合は「癌」という言葉があってよかったと思います。直訳してたら「蟹」ですよ、カニ。

「父は大腸ガニ、母は肝臓ガニ、うちはカニ家系なんです」

「カニは早くみつけて退治しなくちゃ。最近は抗カニ剤もよくなってるしね」

うーん、なんとなくしまりません。それはそれで楽しい世の中だったかも知れませんが。

くだらないことを言いつつ、東京は巣鴨のとある居酒屋（こればっかし）で行われた蘭方と漢方の対談は佳境を迎えるのです。


「どうもどうも、石岡のだんな、前回の対談、尻切れトンボみたいで、失礼いたしました。今回は、しっかり臨床的なことも語ろうと思いますので……」

「まあまあ、あたしも今ついたばかり、ちょっと人心地つかせな

さいな。ングング、フーッ。いやー、うまいっ。五臓六腑にしみわたるってもんだね。

五臓六腑といえば、おまえさん五臓の話ばっかりで、六腑の話は出してこないね。五臓も六腑も漢方業界の言葉なんだろ」

「はい、おっしゃる通りです。臓というのは充実性の器官で、腑というのは中空の器官ですね。で、前回も出しましたけど、もう一回この五行の図を出しときましょう」

「肝臓や腎臓が充実性というのはもっともだけど、心臓なんて中空というんじゃないの？」

「まあそう堅いこと言わないでくださいな。で、六腑てえのは胆・小腸・胃・大腸・膀胱・三焦の六つです。胆から膀胱までは解剖学的に蘭方の先生方が考えているものと同じものを示しているんでしょう。まあ、その機能はちょっと違うところもありますがね。そして、肝と胆、心と小腸、脾と胃、肺と大腸、腎と膀胱はそれぞれ"表裏をなす"と言われ関連深い臓と腑ということになってます（図1）」

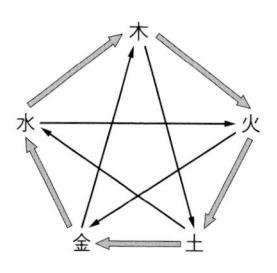

★相生関係＝木⇒火⇒土⇒金⇒水⇒木
木は火を生み，火は土を生む…etc

★相克関係＝木→土→水→火→金→木
木は土を克し（コントロールし）…etc

漢方理論では，木＝肝臓，火＝心臓，土＝膵臓，金＝肺臓，水＝腎臓

図1

「おいおい、肝と胆なんかはともかくとして、肺と大腸が関連深いなんてのは、あんまりじゃないかい」

「まあ、ここは例によってそういうことになってるものとしておいてください。それでですね、私が六腑についてあまり語らない理由なんですが、私自身、漢方の臨床をやっていて、五臓は意識してますが、六腑についてはあまり意識しないでもできちゃってる、ってことがあります」

「そんなもんかい？」

「それにですね、胆とか大腸ならいいんですが、"三焦"って概念、こんなもの説明しはじめたら、蘭方の先生方には総スカン食っちゃいそうで……」

「三焦って何なの？」

「まあ、六腑の一つとして語るとなれば、水液・つまり蘭方的に言えば体液・リンパ液てなところでしょうが、そいつの通り道って感覚です。もちろん、蘭方的に解剖学的実体は云々という話をはじめるとそんなものありゃしませんので……」

「あれ、哲ちゃん、やけに引いてるじゃない。大体、漢方の概念って"実体はともかく、そういうものがあると仮定すると、考えるのに便利"というものなんじゃないの？」

「うーむ、だんな、流石に鋭いですねえ。まあ、もちろん"三焦"って概念もそうなんですが、あえて極端な言い方をすれば、漢方の"全ての"概念は"実体がない"んです。まあ、言ってみれば、ブラックボックスですわな。ブラックボックスにどういう働きかけをすればどんな結果がアウトプットされるか知ってればその操作はできるといった……」

「なるほど、つまり哲ちゃんたち漢方屋さんが"肝"と言ったとき、それはあたしたちがエコーで覗くレバーとは違うものなんだね」

「うーん、その辺のニュアンス難しいんですけど、おそらく解剖学的には、昔の中国人も、先生がエコーで診てるレバーを肝と認識はしてたんでしょうが、その正確な生理機能は知るよしもなかった。で、例えばいらいらすると、脇腹のあたり、つまり肝臓のあたりが重苦しいような感覚を訴える患者が多い……てな経験の集積の結果、表1のような臓腑機能が想定された、というところなんでしょう。

これ、精神科治療学（'02年7月）の拙論からの引用。この表もだいぶ大雑把なんですが、さらにイイカゲンにまとめますと。

心 = 心臓血管系 + ココロ + $\alpha$

肺 = 呼吸器系 + 皮膚 + $\alpha$

### 表1 漢方医学的五臓の機能と病理

| | 生理機能 | 病的状態 |
|---|---|---|
| 心 | 主血脈、蔵神：血液循環機能 大脳皮質の高次神経中枢、等々 | 動悸、心煩、不眠、多夢、狭心痛、譫言、眩暈、意識障害、精神病状態、多汗、舌痛、等々 |
| 肺 | 主気、皮毛、通調水道：呼吸機能 体液の運行を調節、皮膚機能、等々 | 咳、喘息、胸痛、発声障害、喀血、鼻閉、咽痛、浮腫、皮膚乾燥、大便が堅くつかえる、等々 |
| 肝 | 主疏泄、蔵血、筋：情緒系中枢・自律神経系、筋肉運動系の調節、視力に関与、等々 | 乳房や側腹部の張り、いらいら、易怒傾向、痙攣、四肢の麻痺・しびれ、睡眠障害、視力障害、等々 |
| 脾 | 主運化、統血、肌肉：水分代謝・栄養代謝、末梢循環機能、筋肉を栄養、等々 | 腹張、腹痛、食欲低下、便通異常、だるさ、浮腫、嘔吐、体が重い、やせ、出血、内臓下垂、等々 |
| 腎 | 主蔵精、骨、生髄、水：生命維持、泌尿生殖、内分泌・脳機能・呼吸機能にも関与、等々 | 腰痛、種々の排尿障害、陰萎、浮腫、喘息、痴呆、耳鳴、火照り、歯や骨の異常、毛髪の異常、等々 |

肝＝情緒・自律神経系＋造血系＋運動機能＋視力
　　（＋肝臓機能の一部）＋α
　脾＝消化吸収系＋α（皆さんが知っている spleen の機能とはか
　　け離れています）
　腎＝泌尿生殖系＋骨格＋内分泌＋呼吸＋α（老年期に衰える機能
　　は腎関係）……といったところです」
「臓腑といっても"臓"だけみたいだが……」
「まあ、"腑"の方は蘭方の先生方が認識している機能に、割に近いと言うことでここでは割愛させてください。さっきも言ったけど、六腑の方はあまり意識しなくても、少なくとも私レベルの漢方臨床は可能ですから」
「それにしても、この表、難しいねえ。大体、この"主"って字は何て読むんだい？」
「普通"つかさどる"とルビがふられますね。ニュアンスとしては"コントロールする・影響が強い……"てな感覚です。例えば肺のところで"肺主気、皮毛"というのは"肺は気をつかさどる、皮毛をつかさどる"と読んで下さい、肺は気の運行や皮膚の状態に関連が深い、といった意味でございます」
「なるほど、皮膚呼吸ってこともあるから関係あるのかな？　でもさ、人間はサンショウウオじゃないんだから、鼻の穴にピーナッツでも詰めて、口にガムテープ張れば普通死んじゃうぜ」
「別に、皮膚だけで呼吸がまかなえると主張してるつもりもないんですけど」
「心がココロねえ、わかるような気もするが……」
「だからココロときめく体験の時に、胸がドキドキする……そんな素朴な体験・経験の集積がこの表なんだ、って言ってるでしょうが」
「まあ、蘭方の先達でいえば、ギリシャのアリストテレス先生も、

ココロは心臓にあり、脳はその冷却装置である、とのたまっておられたそうだが」

「そう、そんなところが洋の東西を問わず、人間の素朴な感覚なんじゃないんですか？　日本語でも初恋に"胸をときめかせ、胸を熱く"している青年に"頭を冷やせ"ということはあっても"胸を冷やせ"とは言いませんものねえ。脳がココロの冷却装置とはアリストテレス先生も上手いことをおっしゃるもんですな」

「そうは言っても、ココロが心臓にあるわけはないだろう」

「まあ、そりゃそうですね、でも、何でも分析したがる……つまり現代蘭方の基礎哲学の創始者ともいえるデカルト先生だって"精神の座は松果体である"なんてわけのわからないことをおっしゃってたんですから、五十歩百歩……」

「でも現代蘭方はデカルトの哲学をふまえてはいるが、言ったことを全て鵜呑みにして発展してるわけじゃないからね。漢の時代に「傷寒論」を書いたとされる張仲景の言ってることを金科玉条としてるような漢方といっしょにされちゃ困るよ。早いとこ、おまえさんの"臨床的な話"でも始めなさいよ。そうねえ、本誌の読者なら、誰でも体験してるような病気でね」

「はいはい、じゃ気管支喘息なんていかがですか？　この間、私の娘を六味丸で治療した話を語りましたが、もうちょっと補足したいと思ってたもので」

「いいよ、でもこの間おまえさん、"吸うのが苦しい喘息"なんて妙なことを言っていたが、喘息のメカニズム的には、絶対はく方がつらいはずだぜ。そもそも気管支喘息というのは"可逆的なCOPD"で"アレルギーなどによる気道の炎症とそのリモデリングによる気道の狭窄"がその本態なんだから」

「はい、私だって、一応は蘭方的医師国家試験にパスした経歴はあるんですから、その辺のことはわかってるつもり。当然患者さん

には、発作が起こったら、落ち着いて気道内圧を高めるような呼気法をするように指導してます。でも、吸うのが苦しいという明らかな喘息患者の一群は存在するわけだし、そんな方には補腎するといい確率が高いのもまた事実……」

「でも、非科学的だよねえ」

「科学的じゃないのは認めますが、あえて科学的に言いますと、補腎薬ってステロイド環みたいな構成成分を待ったものが結構あるそうです。副腎皮質ステロイドそのものじゃないけど、そのプロドラッグ的に作用してるのもあるのかも知れませんね。本当のところはわかんないけど」

「まあ、喘息に対する補腎の意味は納得しきったわけじゃないけど、哲ちゃんが自分の娘さんにそんな治療をした。そしてかなりな効果を実感した、ということで認めてやろう。でもなぜ、五行論の具体的運用で、喘息なんだい？」

「前回"喘息には柴朴湯"てなことをおっしゃってましたよね。その辺の感覚を五行論的に語りたかったのですわ」

「というと？」

「前回もちらりと"痰の多い人には柴朴湯もいいでしょう"と言ったつもりなんですが、その辺の事情、五行論をベースにすると語りやすいんです」

「ご高説を拝聴するしかない展開になっちゃったねえ」

「まず、喘息の症状が起こっている場は、漢方理論でも当然"肺"ということになります」

「当たり前だね。喘息が脾の病気だなんて言ったら怒るよわたしゃ」

「で、当然肺に着目しつつ治療を考えることになります」

「哲ちゃん、この間"麻杏甘石湯や五虎湯などの気管支拡張作用をもった方剤"てな言い方をしていたよね。そこいらの薬が肺に対

する治療って感覚かい？」

「そうですね、両方とも構成生薬に麻黄を含んでいます。ということはエフェドリンは入ってることになりますから、蘭方的にも"気管支拡張作用がある"と言ってしまってよろしいかと、つまり"肺"に働きかける薬と言えますよね」

「それだったら、テオドール®の代わりに、五虎湯って感覚だね。でもややこしい漢方薬よりテオドール®の方が、簡単でいいんじゃないの？」

「はい、確かに。気管支拡張作用の強弱、使いやすさだけなら、私でもテオフィリン派ですし、娘にも処方したことがあります」

「さすがはインチキ漢方医だねえ、結構無節操なんだ」

「無節操じゃなく、臨機応変と言っていただきたいものですが……。まあいいや、わたしゃ、蘭方のいいところは取り入れて、インテグレートしてるつもりなんです。患者さんの体質に合わせて、漢方薬を併用していった方が、治療効果は高まるって実感なんですわ」

「なるほど、その"患者の体質を考える"のに五行論的考え方が役立つ、と言いたいわけだね」

「ありがとうございます。つまり、図1をご覧ください。肺にエネルギーを供給しているのは、消化吸収系を主る"脾"ですね。この脾の機能失調が呼吸器症状を起こさせやすくしている症例が多々ある、というのが漢方の認識なんです」

「そうかい？」

「この際、自信を持って断言しましょう。そうです。例えば、暴飲暴食といった、消化器系に負担をかけたことが（少なくとも）トリガーになって、呼吸器症状悪化する患者さんいらっしゃいますよ。そんな人は、脾の調子が悪いから、肺に症状が出やすくなった、と考えるわけです。中医学では"脾為生痰之源、肺為貯痰之器

（脾は生痰の源、肺は貯痰の器）"てなことを言うわけです。かみ砕いて言えば、"おなかの調子が悪いと水分の代謝が上手くいかず痰ができやすく、結果、呼吸器症状（それも痰がからんだもの）が起きやすい"ということです」

「まあ、確かに、そんな患者はいるかもね」

「そんな人には、脾の機能を調整するような治療を併用すると症状が軽減できることが多いのですわ。そしてさらに他の臓器との関連で言いますと、例えば肝ですが、いらいら・ストレスでおなかの調子悪くする人多いですよね。これは"肝の脾に対する抑制的コントロールが過剰"な状態と漢方では考えるわけです」

「ということは何かい、肝が脾を押さえ過ぎちゃう。で、脾の調子が狂う、結果的に肺に症状が出る。てな症例があると言いたいわけ？」

「おっしゃるとおりでございます。そんな場合、肺に対する治療と同時に、脾にも配慮し、さらに肝も横目でにらむ……てなことになります」

「そんな患者に柴朴湯がいいのかい？」

「そうですねえ、柴朴湯も可能な選択肢の一つですね。でも、他にも選択肢はいろいろあります」

「もったいぶらずに、教えろよ、どんな症例に柴朴湯がいいのか？」

「ひとことで言えれば、こんな連載企画に乗りませんよ。ただ、喘息の人に柴朴湯を使うというのは、中医学の立場から言えば、脾の機能を補いつつ痰を治療する。さらに言うと、脾の機能に悪影響を及ぼす肝（脾を克するのは肝ですね）にも配慮する……という治療方針です」

「むしろ、"こういう人にはまずい"というところを語ってもらったほうがいいのかな」

「おっしゃる通りかも知れません。柴朴湯というのは、あの間質

性肺炎の副作用でかまびすしい小柴胡湯と半夏厚朴湯の合方です。この両方とも燥性が強い方剤。つまり潤いに乏しい人、漢方業界用語で陰虚証の人に使っちゃまずいですね。間質性肺炎って、中医学的に言えば、肺の陰虚証の典型みたいなものですから」

「その辺をもう少し具体的に語りなさいよ」

「つまりですね、柴朴湯を使っていい人は、痰が多く、水っぽい人。ベロについてる苔、つまり舌苔ですが、これがネチョっと厚い人にはおすすめ。でも、単独で使うんでしたら、やはり発作の予防薬という感覚でしょうか。実際に発作が起こっちゃったら、蘭方的にやるか、漢方にこだわるのでしたら麻黄配合処方でしょうね」

「逆に、だめなのは？」

「痰がない、もしくは切れにくい人で、口が渇きやすいとかの潤いの不足症状を伴っている人、さらにそんな人でベロをみると、苔がほとんどない人なんかには禁忌とお考えいただきましょう」

「なるほど、漢方医学では、患者さんを全体的に診る……なんてことが言われているが、その診方の感覚というかニュアンスがちょっとわかったような気がするな」

「そう言っていただけると嬉しいですね。少なくとも私は、臨床場面で五行の五角形をイメージしながら、どこにどう働きかけようか……てな意識でやってますけどね」

「ところで哲ちゃん、ベロの所見って結構大事なのかね？」

「そうですねえ、中医学的漢方屋は脈も重視しますけど、脈診はかような対談では、非常に語りにくいものですからねえ、興味ある方はきちんと教科書にあたって欲しいものです。でも、舌苔が厚いか薄いかなんてところは、診る気があれば、明日からでも診れるでしょ」

「そろそろ、下げなきゃいけないんだから、そう真面目に答えるなよ。ベロが大事なんだったら、漢方の先生方は、犬の診察なんか

お得意なわけだ？」
「またあ、茶化さないで下さいよ、でも以前出た漢方系の学会に獣医さんも来てましたね」
「ふーん、犬の脈診なんてのもあるのかい？　犬ならまだ何とかなりそうだけど、蛇の脈診は難しそうだねえ。もっとも蛇なら、年中ベロ出してるから、舌診を主体にするのかな？」
「とんでもないところからツッコミ入れて下さいますねえ。でも、動物と漢方という見方から申しますと、漢方生薬それ自体が、中国四千年どころではない、もっとすさまじく長い、何百〜何千万年という時間をかけたトーナメントを勝ち抜いて来たものだ、ということは指摘したいですね」
「どういうこと？」
「例えばある種の果物ですが、穏やかな瀉下作用をもつものがありますよね」
「うん、例えばプルーンとかイチジクとかね」
「要するに、例えばイチジクの立場で考えると、その果実をサルなり鳥なりに食べてもらって、タネを広い範囲に散布してもらいたいわけですよね。そのためには、果実に軽い瀉下作用があり、タネを未消化の段階で排泄してもらいたいわけです」
「なるほど」
「で、その果物を食べた動物が、死んでしまったら元も子もない。また、うまいこと下痢させたにしても、排泄時にすごい不快感があり、もう二度と食べてもらえないような果実を作るような植物は淘汰されちゃいそうでしょ？」
「だから漢方生薬は安全性が高い……と言いたいわけ？」
「まあ、そうです。もっとも生でかじったらとんでもないことになるトリカブトみたいなものもありますが……根っこで繁殖する植物に多いですよね、そういうの。例えばジャガイモだって、芽には

毒性あるでしょ……。だけど、少なくともイチジクの瀉下作用みたいな、一部の生薬の薬効には、そうした人類の歴史よりもはるかに長い期間をかけた自然淘汰の結果生じたものもあるということが言いたいわけです」

「わかるような気もするが、だからなんだって言うの？」

「蘭方の先生方は、生薬の薬効を見つけると、すぐその有効成分を抽出・精製したがるでしょ、まあ、そういう研究も必要だとは思いますが、漢方的に言えば、不純物いっぱいの生薬それ自体を軽々しく馬鹿にすべきではない、ということですね」

「ふーん、おまえさんの言い方は回りくどいけど、要するにあたしの"トーナメント理論"をヨイショしてくれてるわけかい？」

「そういうことでございます。それにつけても、語るべきことを語ったあとのこの一杯。あたくしも五臓六腑にしみわたらせていただきましょう。ングング……。だんな、また来月もよろしく」


なるほどー。恐るべし、カンポー。いやあカンポーくん、いい仕事してますなあって感じでしょうか。

蘭方の方では、気管支喘息と言えば、ステロイドや$\beta$刺激薬、テオフィリン製剤や去痰剤なんてヤツを吸ったり、貼ったり、飲んだり、注射したり、ガイドラインなんてシャレたものに沿ってやればいいのだよ、というのが基本です。考えてみればこっちの方がよっぽど単純で簡単なのです。蘭方医でよかったってなもんでしょう。もっとも、例によって哲ちゃんが言ってる喘息とアタシらが考えている asthma は似て非なる病態なのかも知れませんがね。

痰が多くて水っぽい人には柴朴湯、痰が切れにくい人には禁忌だよーん。よーし、覚えた、おーぼえたっ。おっと、こんな刹那的な理解でいーんでしょうか。蘭方医はなぜかこの対談が終る頃、気持ちが明るくなって難しいことが考えられなくなってくるのです。

これは漢方医のフカーいウンチクと類い稀なる説得力がなせるワザなんでしょうか。それともこの対談にはつきものの般若湯の力でいわゆる酔っ払い状態になっているだけなんでしょうか。おそらく後者でしょう。

　漢方では、同じ病気なのに違う治療をすることを「同病異治」というそうです。

　時は後漢末、中国に華佗ってえ名医がおりましてな、大尉の黄琬という人の家来で児尋と季延という二人がともに頭が痛んで体が熱っぽいという症状を呈した時、華佗は児尋には下剤をかけ、季延には汗をかかせたということです。「そんなのおかしいじゃん」と思うでしょ。でもこれが「同病異治」というヤツで、翌日には二人ともすっかりよくなっちまった。えっ、どーだい。まいったか、と華佗が言ったかどーかは定かではありませんが、これはちゃんと歴史書に出てくる話なのです。

　アタシが書くとウソっぽく聞こえるのはひたすら不徳の至すところなんですが、ホントーなんだって。お願い、信じて。……。漢方の話題なだけに虚実おりまぜて面白おかしくお伝えする蘭方医なのでした。

　「同病異治があるのなら、異病同治っていうのもあるのかな？」

　フッフッフッ。さあ、どーですかねー。こりゃ次も見逃せないなあ。うまく「引き」を作って興味をつなげるというシブい芸。では次回もお楽しみに。

## エピローグ 5　サゲ

　ま、もちろん、漢方系のネタというか知識は、流石に佐藤先生より私の方が豊富だとは思いますが、彼のいい突っ込みが私の解説を引き立ててくれたんだなと、このエピローグ書くために旧稿読み直して痛感しています。

　冒頭の cancer や Krebs と「癌」という訳語との関係の紹介。いいですねえ。「漢方屋哲ちゃんが使う、現代語〜医学用語にもある"肝だとか腎だとか"は、あなたが知ってるそれらの概念とは別物ですよー」って大事なことを見事に印象づけてくれてますね。有り難いものです。

　アリストテレスの「ココロは心臓、脳は冷却装置」てのは佐藤先生に教わりました。似たようなネタを追加すると、英語の splenetic（原意は"脾臓の"ですが"怒りっぽい"との意もあります）と中国語の"脾気"ってのが意味ほとんど同じなんです。現代中国語でも"発脾気"と言えば"怒る"という意味です。日本語でも怒ったときは「腹をたて」ますよね。だからどうなのって話ですが、飲み屋で傾けるウンチクとしては使えるのではないかと愚考した次第でございます。

　さらなるウンチクをやりましょう。漢方・癌・華陀（佐藤先生が後書きで紹介してる人です）で三題噺を作りますと「麻沸散」でしょうな。麻沸散ってのは華陀が作ったとされる麻酔薬だそうですが、江戸時代の日本の名外科医、華岡青洲先生がそれを研究し、麻沸散をふまえて通仙散という処方を開発し、妻や実母を実験台にして、世界で初めて乳癌の外科手術に成功した……ってことになってますな。「華岡青洲の妻」って成語っぽくなってますね。

ただ、華岡先生、前回（第4回）に少し言及したウイルヒョウ先生の業績は知らないでしょうから、彼が切り取った「しこり」は現代でいう「癌」なのか「abscess＝膿瘍」なのか「良性乳腺腫」なのかは知るよしもありませんわな。ま、患者が「切らせた」のだからかなりたちの悪い（つまり現代的にいう「癌」の可能性が高い病態であったろうと想像致しますが）ものだったのでしょうね。華岡先生って「切ったはった」ばかりやってた人ではなさそうで、現在私ら医者が処方できる漢方エキス製剤・十味敗毒湯の創始者でもあります。これ皮膚病の治療薬みたいなもの。まあ、皮膚科ってのは当時「外科」だったのでしょうからさもありなんですがね。

あ、それから、華陀（カダ）のダの字を佐藤先生はニンベンで書いてますが、コザトヘンの記載もあるようで「広辞苑」は両方記載してます。めんどくさいですね。さらにいえば、華岡先生の処方「十味敗毒湯」ですが、同じ名前でメーカーによって配合されている生薬が微妙に違うことに処方される先生はご注意下さい……。（これ、嘘じゃありませんよ）

前段「ウザイ」でしょ？　ウザく感じられないんだったら、我が不徳の致すところ。個別になら、さらに「うざったく」長弁舌をふるう能力は持っているつもりです。

華陀がドーシタ華岡青洲がコーシタ云々ってことは知ってて悪くはありませんが、知ったところであまり意味があるとは思えない……知らなくても良いのではと思うもので……。

つまり、華陀やなんやらかんやらというよりは、佐藤先生と私の掛け合いを理解して頂く方が、皆様の臨床能力を高めるのに数層倍有効なのではと自負しているだけでございます、はい。

# 第六回 証について 1

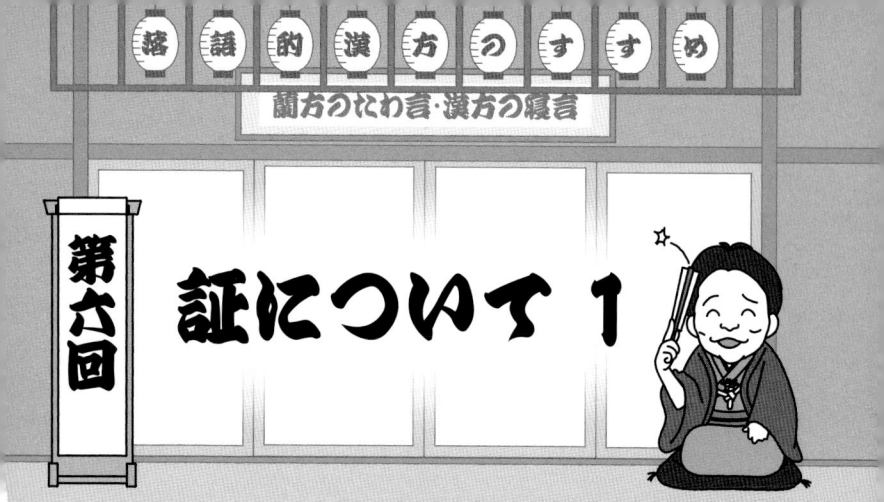

## プロローグ 6 〈マクラ〉

　この回は漢方医学の重要な概念「証」について語っています。マクラとサゲは前号に続き佐藤先生が担当です。もう 10 年前のことなので細かいこと忘れちゃいましたが、たしかこの頃に「対話部分の整理は俺（下田）がやってんだから、先生はマクラとサゲやってよ」てなことにしたように思います。

　佐藤先生の論文調序文ですが、読めばおわかりでしょうが「真面目な論文のパロディー」ですよ。

　わが国の医療は明治中〜後期ごろより、従来の漢方中心から西洋医学を基本とする体制へと大きく方向転換し、結果として乳児死亡率の激減、平均寿命の飛躍的延長といった国家公衆衛生上、国民医療統計上の大成功をおさめるに至ったのは周知の事実である。

　しかしその反面、西洋医学的な臓器中心の考え方は医療者の専門

分化に拍車をかけ、全人的医療の達成を困難にし、医療達成度と患者満足度との間に大きな乖離をもたらしているのもまた皮肉な現実である。人の生命を救い、健康な生活を保証し、個人の Quality of life を高めるべき医療にとってこの乖離は深刻な問題となる。そこでそれを解消すべく、異なるアプローチの方法論が必要とされ、漢方の効用が見直されたという歴史背景がわが国には存在するのである。

過去にも、例えば第 23 回日本医学会総会 1992 京都では、その開会講演[注1]において漢方哲学、漢方的アプローチを取り上げ、その全人的効用について注目しているし、文献的にも Tsumura[注2] らは漢方を専門としない医師の約 70％に漢方処方の経験があると報告し、漢方の存在がわが国の医療の選択肢を増やし、より豊かな結果をもたらすであろうと述べている。

こうした流れを受け、わが国では昭和 51（1976）年以来、100 種以上に及ぶ漢方エキス剤と 200 近い種類の漢方生薬が健康保険適用となっており西洋医学的アプローチのみでは対応困難な病態に対し、国家として alternative を認めた形になっている。こうした例は、日本では健康食品扱いとされているメシマコブ（タバコウロタケ科キコブタケ属のキノコの菌系成分）が韓国では 1997 年から医薬品としてとり扱われている[注3]など、各国に散見されるが、医療体系全体を社会保証として認めているケースは数少ない。

西洋医学は科学性を最優先し、そのために疾患を分析し、その原因を特定し、それに対する特異的対策を立てることによって成果を

---

注1） 「元気と病気―中国古来の生命の哲学」福永光司、1992　内容は……知らない
注2） ツムラの TV コマーシャルの受け売りなんですが……
注3） 高木 繁ら「メシマコブ Q&A」
　　　「健康」2003 年 5 月号、vo128 についていた付録、P18 に書いてありました。ホントかな？　何かアヤシゲ。

上げてきた。一方漢方は常に部分を全体に統合することにこだわってきた[注4]。漢方に、調剤とplaceboの比較対照試験なりrandomized case control studyといった概念が存在しなかったのはそのためである。文献的にはコカイン中毒患者の禁断症状に対するハリ治療の有用性の検討[注5]なども報告されているし、慢性ウイルス性肝炎における小柴胡湯と西洋薬のdouble blind testなども施行されている。しかし、こうした試みはアプローチの異なる方法論を自らの方法論に当てはめて評価しようとする矛盾であるかも知れない。逆に漢方における薬の分類[注4]には、上品（ideal drug）：たとえ作用が弱くても副作用のない薬、中品（ordinary drug）、および下品（drug to be cautious）：病気を治す力は強いがしばしば副作用を伴う薬、という考え方があり、西洋医学の薬剤はほとんどが下品に相当する。すなわち、漢方側からすれば西洋医学は下品な薬剤を乱用する野卑な医療と規定することもできるわけである。

このcontroversyに関しては、例えば目前の症例が急性感染性疾患なのか慢性緩徐進行性疾患なのかによってどちらの考え方をとるべきかは当然異なってくる。また、西洋医学的諸検査で異常が認められない、いわゆる不定愁訴を無病としてつき放すか他のアプローチを通じて何らかの病態としてとらえるかも見解の相違を生ずるところである。これからの臨床医は西洋医学と漢方の優劣を考えるのではなく両者の特性を理解し、まず併用や使い分けを考え、最終的にそれらを自らの知識、経験としてintegrateしていくべきである。

---

注4) 丁宗鐵「漢方薬の薬理」。日本医師会雑誌　vol 108 No.5 1989 P 20 〜 P32. これは真面目な参考文献です。

注5) Margolin A, et al. "Acupuncture for the treatment of cocain addiction : A randomized controlled trial"
JAMA 2002 Jan 2 : 287 : P 55 〜 P63. 題名が長い割には大したことは書いていないという傑作。抄読会で当ってしまったのを覚えていたのです。

この対談がその一助になることを願う筆者らである。


「おや？　石岡のだんな、一体どうしちゃったんですか、お熱でもありません？　急に真面目なフリしちゃって」

「いやね、哲ちゃん、前号でアタシの原稿があまりに下らないってんで編集部にカットされちゃったんだよ」

「はいはい、あの"広域市町村合併"ってヤツね、どんなんでしたっけ」

「はいこれ、＊＊＊＊＊＊＊＊＊＊＊＊＊＊＊（原稿用紙2枚分のギャグですが、伏せ字にします）＊＊＊＊＊＊＊＊＊＊＊＊」

「キャハハハハ、何度拝見してもホントにすさまじく下らないですねえ。あたしも"布施院定（ふせいん・さだむ）"なんてかわいそうな名前の日本人がいないか？　なんて下らないこと考えるのが嫌いじゃありませんが、よくこんなゲヒンでしようもないこと思いつけますねえ。天才的ですよこれは、いやーすごい、日本一、いよっ大統領！」

「ほめられてんのかな？　それって。でもさ、考えてみりゃ、アタシみたいな下らない人間が下らないことを下らなーく語っているわけだから、それはそれなりにスジを通してるつもりだけどね」

「いえね、だんなのギャグ、ひとつひとつを見ると確かにすごーく下品で下らない。でも、原稿用紙2枚にもわたり連続すると、不思議と下品さが薄らぐんですわ」

「そんなもんかい？」

「陰陽論ではですね、陰陽転化てなことを申しまして"陽が極まると陰に転じる"なんてことをいうわけです。だんなの下品さも、こう極まるとむしろ上品な感じさえ出てくる……。陰陽転化のいい実例として解説しようかと思ってた矢先、カットされちゃったんで、ちょっと残念ではあるんですよ」

第六回　証について1

「おまえさんは転んでもタダでは起きないヤツだね、まあいいや、じゃあ早いとこ異病同治の話でも始めなさいな」

「はいはい、でも異病同治については、すでに八味地黄丸・六味丸についてやった号で基本的には語ったつもりなんですけどね」

「でも大事そうなことだから、もう一回復習しなさいな」

「わかりました。つまり例えば六味丸"腎陰虚"の薬であるということはご理解頂けたとして、患者さんの症状が、むくみであれ痒みであれ"腎陰虚"が基本にあれば、六味丸で治療できるはずだ……ってのが異病同治の考え方ですわ」

「つまり、病名じゃなくおまえさん達のいう"証"によって治療を考えると、違う病気でも同じ"証"である場合、同じ治療法の適応になるってことだな」

「うーん、今回のマクラといい、すばらしいご理解ですねえ」

「ありがとよ、じゃあ、伺うけど"証"って何？」

「難しい質問ですねえ。ちょっと前の"日本東洋医学会"でも『証とは何か』というテーマでシンポやったくらいですから、学派を超えたコンセンサスがない証拠みたいなもので……」

「まあそう言わずに、大まかなところでいいからさあ」

「そうですねえ、蘭方の先生方がお使いになる言葉で、一番ニュアンス近いのは『症候群・シンドローム』かなあ、例えば「腎陰虚証」というのは、腎虚証があってさらにのぼせ火照りといった熱的症状や、口の渇きといった乾燥症状を呈する……とくると、蘭方的には『症候群』と表現したくなりますよね」

「なるほど、具体的な意味としては確かにあたしらが使う『症候群』だね。でも、漢方の先生方は『随証治療』だとか『弁証論治』とかおっしゃり、単なる症候群以上のニュアンスで使われているようにも思うのだが」

「確かにそうですね、日本漢方の先生方は随証治療はその通りな

んですが、『方証相対』てなことをおっしゃり、つまり患者の示す証と治療する方剤が鍵と鍵穴のようにぴたりと合致するとき治療効果は最高になる、といった教え方をなさいますな」

「哲ちゃんがやってる中医学はどうなの？」

「中医学では『弁証論治』これは『弁証施治』とも言いますが、例えば先に申し上げた『腎陰虚証』、患者の症状を中医学的に分析し、治療法を考えるやり方。日本漢方より理屈っぽい感覚がありますね」

「もう少しそこいら辺を深めるには、むしろ証と症候群の違いについて語ってもらった方がいいのかな」

「そうかも知れません。日本漢方の先生方は例えば『葛根湯の証』てな言い方をなさいます。つまりその患者が呈している症状全体は、葛根湯が治療しうる病態だという感覚。蘭方の先生方が使う症候群との一番の違いは、証なる概念に治療法まで内包されているといった点でしょうか」

「なるほど、ん？……哲ちゃん、もう少し付け加えたそうにお見受けするが」

「恐れ入りますねえ、流石に30年に近いおつきあいだ、なんでもお見通し。ちょいと独断的な証概念を語らせてもらいましょう。

実際に漢方的治療を生業にしている立場から言いますと、『証』とはその時々で立てる『臨床的仮説』と考えるのが、一番しっくりするような気がしているんです。これはあながち私だけの独断ではなく、日本漢方の大家である松田邦夫先生[注6]も似たようなことおっしゃってましたから信じて頂いてかまわないとも思いますよ」

「どういうこと、それって？」

---

注6) 松田邦夫、稲本一元。臨床医のための漢方〔基礎編〕．東京カレントテラピー社 1987 年 P6 〜 P7.

「つまりですねえ、例えば初診の患者に対して腎陰虚の証であろうと見立てたとして六味丸の加減を処方したとしますね。確かにそれは「腎陰虚」という証に対して六味丸を処方してる随証治療ではあるんですが、それが妥当であるか否かは六味丸の効果を確認しなけりゃ何とも言えないわけです。

言葉を換えれば、各々の診察時点における、治療者としての"決意表明"が証であると言ってもよろしいかと」

「でもさ、蘭方の診断だって、ある意味では仮説的なところはあるんだぜ」

「それもそうですが、でもやはり、蘭方的診断には実体がある……。少なくともその診断にケチのつけようがない局面が多いということは言えますでしょ。例えば鉄欠乏性貧血の診断について復習してくださいな」

「うん、まず小球性貧血があって、血清鉄値が低く不飽和鉄結合能が上昇していれば……」

「でしょ、そんなふうに数量化できるデータをもとに、わかりやすーく捉えられるじゃないですか。残念ながら、血清中の腎陰の測定ってのはできないんですわ」

「だから漢方的証は仮説であると……」

「そう、仮説を基に処方してみる。結果、患者の症状に改善がみられれば、その仮説（およびその根拠となった漢方理論）の正当性が示唆される……といったことの繰り返しが漢方の臨床なんです」

「時々哲ちゃんは、漢方処方で生薬を足したり抜いたりと加減しているようだが、それはその度に証が変わってると仮説を立て直してるのかい？」

「うーん、まあ、そう考えていただいても結構ですが、基本路線はあまり変えてはいないつもりでもあります。いわゆるさじ加減の領域ですね。

例えば、ほてりを訴えてきた患者さんを腎陰虚と考え六味丸を出したとします。で、再診の時"多少はいいがまだほてる"と言われたら、その虚熱をさらに抑えるような生薬を加味するわけです、例えば六味丸に知母と黄柏を加えた知柏地黄丸に変えるとかですね」

「なるほど、微妙に証＝仮説を変えてるとはいえばいえなくもないってところだね。結構きめ細かいんだ」

「そうですね、選択肢が多くきめ細かくできるのが漢方の利点の一つですね。だんなもこの間、栄養士さんに患者さんを受容することがどうのこうのと講義してたじゃないですか、この患者さんを"受容"するということ、もちろん言語的になされることも大切でしょうが、言葉だけではだめですよね。というより言葉だけだと、口べたな私としてはしんどいものがあるんです」

「非言語的(ノンバーバル)なメッセージも大事だと言いたいわけね。それが漢方とどう関係あるんだい？」

「処方箋を書くとき、蘭方の先生みたいに Rp.do で終わること滅多にないわけ、患者さんの訴えを聞き、頭をひねり必要に応じて生薬を加えるとか減らすとかするわけです。これって、ものすごく患者の苦悩を受容したという、非言語的メッセージになってると思いません？」

「なるほど、処方を微妙にでも変更するってことは、それなりの病態を想定してるわけだものね。アタシがマクラで書いたいわゆる不定愁訴を無病として突き放すってのとは対極を行ってるってことか」

「そうそう、不定愁訴って言葉が出たついでにもうちょっと言いますと。一言で不定愁訴とくくられるものでも、人によって腹部症状が出やすかったり、動悸が云々になりやすかったりですよね」

「まあ、蘭方ではどこに症状が出ようと、グランダキシン®とかマイナーとか出しとくところだけど」

「でもそういう患者さんの訴えを聞くのって苦痛じゃありません？」

「うん、はっきり言ってそうだねえ」

「でもね、漢方的にやると、その"不定愁訴"がおなかにくる理由、胸にくる理由を考えざるを得ないんですわ」

「だから……？」

「"面倒くさいなあ"と苦痛を感じつつ面接するのと、医学的興味を感じつつ面接するのと、患者さんの立場で言ったら、どちらの方が"受容されてる"と感じやすいか？　ということです」

「なるほど、答えは明らか……と言いたいわけね」

「それからさらにオマケですが、4回目に紹介した月経痛の婦長さんですが」

「ああ、絶好調の婦長さんね、最初は生理痛は治らないわ、おなかがごろごろいうわだったけど、そういえば安中散と柴胡清肝湯でちょっと良くなったと言ってたな」

「そう、彼女、最初の頃主訴には効果なしでしたよね。でも、背中の張りは楽になったともいってた。全身的に症状を検討しておくと、何かしか好転していることがあるものなんです。主訴についてはともかく……じゃないですが、そういうことがあると、再診の面接が楽ですぜ」

「おまえさん、今日は漢方医というより精神科医してない？」

「まあね、これでも精神保健指定医ですから、一応、精神科医の目から見た漢方療法のメリットという視点ですわ。

それにクレッチマー以来の多元診断的考え方、ちょっと漢方と近いかな……てなことも考えているわけで……」

「クレッチマーってあの体格と性格の関連を論じた人だよね」

「そうそう、彼の多元診断の考え方は、現代の DSM の多軸診断にまで続いてるって言われてます」

「つまり、生物学的な病気の部分と性格因子やら環境因子を総合的に考えようって立場だね」

「そうです、ということはつまり、例えば統合失調症と診断したら画一的に治療方針が決まるわけじゃなくて、その患者さんの個性を考えざるを得ないわけでしょ」

「うん、だからあたしゃプシ[注7]はめんどくさくて嫌いなんだが」

「患者さんの環境因子云々ということになると漢方の"因人・因地・因時制宜（人により、風土により、時により適切に治療を工夫する）"てな教えと通底してくるわけですわ」

「なるほど」

「さらにこれは現代精神医学が手持ちの治療法が不十分であるが故かもしれませんが、同病異治・異病同治せざるを得ないんです」

「確かに、一人の患者さんだって、その時々の状態によって治療を変えざるを得ないんだろうね。でも、それって精神科だけの専売特許じゃないわけだけどね」

「でしょう、つまり、クレッチマー先生より千年以上前から、漢方医学は多元診断的視点を持っていたってことが言いたいわけ」

「なるほど、そこに行き着くわけか、まあ、確かに実際の医療は柔軟にやらなきゃいけないよね。でも哲ちゃん、今日は、いつになく真面目じゃない？」

「だんなのマクラに引きずられてるんです」

「たまにはああいうのもいいでしょ」

「はい、内容的にも"両者の特性を（中略）integrate していくべきである"てなせりふをおっしゃっていただけるなんて、嬉しいですね」

「ふっふっふっ、どーだい、完璧なマクラだろ」

---

注7）　精神科の意

「うーん、一ヵ所を除いては」

「文句あるのかい」

「下品はゲヒンじゃありませんで"西洋医学は下品な薬剤を乱用する野卑な医療"と規定してはいけないのではないかと……

でも、内容がまともな割には、全体として普通の医学論文の見事なパロディになっているという玄妙な芸を見せていただいた感じでございます。では、サゲのほうもよろしく」

いやあ例によって奥が深い。にくいよ、カンポー、よいしょってなもんで、格調高くはじまったマクラがサゲに至るとすっかりいつもの調子にもどっているのです。

「ああ、どうなされた。フーム、風邪（ふうじゃ）の病いか。いけませんな。葛根湯をお飲みなさい。八っつぁん、お前さんはどうしなすった。お腹が痛い？　それじゃ葛根湯を出しときましょう。おや、熊さん、お前さんまで……。え？　ヒマだから拙と囲碁を打ちに来た？　それは、それは。それじゃまず葛根湯でもおあがり……」

「葛根湯医者」てえお笑いでございます。このセンセー、来る人来る人に葛根湯を勧めて笑いを取っていますが、実は八っつぁんも熊さんも「葛根湯の証」だったと考えればこれもスジが通った異病同治なわけです。

「おう、ありがてえ、センセー。いやあ　葛根湯はいいね。ここ来てこれ飲んで碁打つと二、三目は強くなるってもんだ。こりゃ、半年も通えばオイラ、本因坊だぜ」

なんてね。古典落語に新しいオチをつけてしまうという芸。

蘭方にだってありますよ、異病同治。

「おや、マムシに咬まれたって？　いけませんな。セファランチン® 打っときましょう」

「白血球が減っちまったのかい。セファランチン® でもお飲み」

「円形脱毛症？　セファランチン®に限りますな」

ってな具合です。もっともセファランチン®というクスリ、もともとはツヅラフジ科植物から精製されたわけで、どちらかと言うと漢方薬的な性格を持っているのかも知れません。最近では「ACE阻害薬は糖尿病性腎症の進展防止に有用であるというエビデンスが得られた」なんてことを言います。これも蘭方的異病同治なんでしょうか。でもエビデンスはあくまで確率的、統計上の話です。中にはACE阻害薬を内服しても腎症進展が抑えられなかったヒト、プラセボ飲まされたのに良くなっちゃったヒトもいるはずです。

それってもしかして「証」？　「プラセボ証」のヒトがいたりしてね。

あいかわらずたわ言をはく蘭方医なのです。それでは次回もお楽しみに。

## エピローグ 6　サゲ

　証概念って人によって微妙に違うところもあるのですが、漢方専門を自称する方々から、文句を付けられないように配慮して書いたつもりです。

　最近では「証」の一側面として「手持ちの治療手段の関数」てなことも言い出しています。例えば第八回で取り上げる AIDS ですが、もしその原因ウイルスを特異的に抑制しうる生薬が発見されたとしたら、それを治療に組み込みますよね。そんなものないからやらないけど……〔もし仮にそんな生薬が発見されたら、蘭方の先生方がよってたかって分析しちゃうでしょうけど（笑）〕。

　また「絶好調の婦長さん」（当節ですと"師長さん"ですか、これじゃシャレにならないなあ）の治療ですが、安中散は生理痛を主な目標として使っております。製薬会社がくれるパンフレットにそういった適応症が書いてないが故か、結構漢方に詳しい同業者から怪訝な顔をされることもある用法ですが、日本の高名な大家・矢数道明先生の「漢方処方解説」にもちゃんと記載のある使い方です。決して中医学オタクのマニアックな用法ではありませんのでお断り申し上げます。

## 第七回 気虚証について

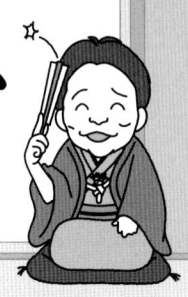

### プロローグ7　マクラ

　本文にも書いてますが、この回を書いた頃、平凡社新書の締め切りに追われていたんですねえ。

　私みたいな「無名のライター」の書くものなんか、発刊を待ち望んでいる読者なんかいるはずもないわけで「締め切りなんてどーでもいいじゃん」と思っていたのですが、計画通りに発行しないといけないんですって。

　てなことで「＊日までに原稿仕上げて下さい！」って有無を言わせない強い調子で命令されてしまっていた状況下の作文でありました。

　今にして思えば、こっちの方を一月休むって手もあったわけですが「複数の出版元から原稿を要求されている」状況に、ちょいとプライドをくすぐられていたりして、多忙さに妙な、マゾ的な快感を感じたりしていたことが回想されます。

　子供の頃からI社、K社などの「新書」を読んできたものとし

第七回　気虚証について

て「新書を書く先生って、その道の"権威"」というイメージがあり、I社なんかと比べると、ちょっと格下（平凡社さんゴメン！）だけど、新書の著者になれる、ってかなりの快感でした、この頃。

というわけで、ピン芸エッセイ二連発となった第七回目、お楽しみあれ。

## 前略　佐藤純一先生

毎月あたくしの寝言にお付き合い下さりありがとうございます。

今月もよろしく……と言いたいのもやまやまなんですが、すいません、今回は対談している余裕がないのです。

理由は別口の締めきり、平凡社新書から出す「漢方の診察室」の原稿作成作業が佳境に入っちゃったと思し召せ。来週くらいに最終的な原稿渡さなきゃいけない。対談するだけならともかく、そいつを整理して本誌の原稿にする余裕は申し訳ないのですがないんです。

というわけで先生、今回は「蘭方のたわごと」で一回つないでくださいな。トリ[注1]の楽屋入りが遅れてるのをつなぐヒザガワリ[注2]の役割、はっきり言って大ネタかけてりゃ何とか格好のつくトリより難しい役回り、でも先生の芸なら何とでもなるでしょ。

これまでは漫才的にやってきたわけですが、今回は落語を二席つなげる感覚でやりましょう。あたくしがヒザガワリということで……。先生のヒザガワリがつとまるというほどうぬぼれちゃいませんが、

---

注1）　寄席の最後に出てくる芸人の称
注2）　トリの前に演じる芸人なのですが、トリを引き立てるため、あまり派手な芸をやってもいけないし、かといってせこい芸でもだめ、達者な芸が要求される微妙な立場です。

今回は事情が事情なのでお許しあれ。

　というわけで、あたくしとしては、軽く寝言をモノローグでやらせていただきます。

　　　　　　　　　＊　＊　＊　＊　＊

　本連載もこれで7回目、多少実践的な寝言をやり始める頃合いでしょう。本稿では「気虚証とその治療」についてひとくさり。お付き合いのほどを。

　気虚というのは読んで字の如く「気の不足」状態です。では「気とはなんぞや」ということになりますが、教科書的に言えば「推動・温煦・防御・気化・固摂」といった作用をするサムシングということになるのですが、興味のある方は教科書にあたってみて下さい。

　漢方用語の常ですが、例によってこの「気」なる概念も、実体はないものと考えた方がよさそう。「気は液体である」と論じておられる有名な先生もおられますが、あたし的には「実体がない」のですから、気体であろうが液体であろうがどうでもいいことと考えています（ただし「気」という字面から「気＝気体」と限定的に考えない方がよろしいですね。例えば、気の持つ「防御作用」これ蘭方的実体を考えれば、体液性免疫の作用とオーバーラップすることになりましょう。ならば「液体」として振る舞う側面も有しているとは言えます）。

　蘭方を学んだ皆様にお勧めの考え方としては、気を補う、つまり補気して良くなるのが「気虚証」と単純に考えちゃう方針。この割り切り方なら、科学的・蘭方的思考が染みついている皆様にも抵抗が少ないはずです。

　で、気虚証ですが、教科書丸写し的に書きますと「元気がない・気力がない・疲れやすい・言葉に力がない・口数が少ない・動きたがらない・汗をかきやすい・息切れ・舌質は淡白でぼてっとしている・脈に力がない」といった症候群ということになります。

前段で述べたような状態の患者さんが来られたら、これから述べる「補気剤」をお試しいただくのも一興かと思います。もちろん、蘭方医の皆様として、蘭方的に治療すべき病態を診断されたとしたら、そちらの治療を優先させるのは当然ですが、気虚の症状って、蘭方的に「＊＊病のための症状」と定位できないことも多そうじゃないですか。蘭方的に治療してもとりきれない症状であることも間々ありそうでしょう。

　補気剤ですが、一般の先生のためにはエキスになってるものを論じなければいけませんね。基本は四君子湯であるとご理解いただきましょう（ここから先はＴ社やＫ社のマニュアルでもご覧になりながらお読み下さい。サービスにＴ社やＫ社の番号まで書いておきましょう、四君子湯は75番です）。

　四君子湯は基本処方なんですが、私、基本処方であるが故に滅多に四君子湯単独の処方はいたしません。四君子湯を学ぶことは、重要なんですが実際の臨床で漢方を使うときは、「方剤の構成要素に四君子湯的配合がある＝補気の作用がある」ということを理解する上で重要な方剤とお考え下さい。

　四君子湯〔人参・白朮・茯苓・甘草（エキスでは生姜・大棗が入り白朮が蒼朮になってますが……）〕の組み合わせが入っている処方、結構たくさんあります。

　例えば六君子湯（43）、十全大補湯（48）、帰脾湯（65）、人参養栄湯（108）、啓脾湯（128）等々

　四君子湯全部入っていなくても、人参・白朮・黄耆といった生薬が配合されている方剤は、補気の効能を持っているものとご理解いただいて間違いないでしょう。

　漢方方剤ってちょっと見には複雑にお感じでしょうが、四君子湯という基本骨格を知ってながめなおしますと、例えば六君子湯は四君子湯＋陳皮・半夏と理解できますね。この陳皮と半夏というのは

二陳湯（81）のキモの部分です。つまり六君子湯＝四君子湯＋二陳湯ということ。

　二陳湯というのは痰飲を治す基本処方ですから、六君子湯というのは、気虚証がありさらに痰飲の症状もある症例に使える……と理解できるわけです。

　さらに例えば十全大補湯＝四君子湯＋四物湯（71）＋黄耆・桂皮です。四物湯というのは補血の基本方剤ですから、気虚と血虚両方の徴候を示している症例に使えるのだな……と言えますね。

　今回の寝言は、気虚証の患者さんに補気してみたら？　という提言がひとつですが、漢方方剤の学習法についても述べたつもり。つまり、複雑な方剤をひとつひとつ勉強するのではなく、四君子湯みたいな基本方剤をしっかり勉強して、基本方剤の組み合わせとして複雑な方剤を理解しようという姿勢です。

　そういう眼で漢方方剤を見てみて下さい。意外と簡単に方剤の意味が理解できるようになるはずですよ。

＊　＊　＊　＊　＊

　佐藤先生、これだけじゃ「メディカル」かもしれないけど「エンタテインメント」の看板が泣きますので、エンタテインメントの部分よろしくお願い申し上げます。

　なお、我が新作、8月に平凡社新書にて刊行予定です。全国の本誌読者各位にあらせられましては、販売促進にご協力の程をお願い申しあげます（体裁は一般人向けなのですが、先生方にも読んでいただきたい、読んでいただく価値のあるものと自負しております）。

第七回　気虚証について

## 拝啓　下田哲也先生

　哲っちゃんの現状と掛けて、時の執権「北条時宗」と解きます。そのココロは……。元寇（原稿）に苦しんでいるでしょう。何ちゃって。まずは軽いギャグから入るのです。

　「エンタテインメントの部分をよろしく」って言われたってねえ。

　あんまり本気になってエンタテインメると編集委員の方々にそれでなくても信用のないアタシの正気を疑われてしまいますし、逆に例えば「漢方で言う、気・血・水という概念は莫大な臨床経験の蓄積による一種の仮想的病因論として現在でも大いに参考になる」なんて難しいことを書くのも気づまりです。ホント、考えれば考えるほど気うつになって書き進める気力がなくなってしまいます。とにかく元気を出して読者を引きつける気構えで気持ちよく後半部分を引き受けましょう。

　と、このように蘭方医もナニゲで「気」という言葉を多用しているのです。改めて「気とは何か？」と問いつめられると「ウーン、ムニャムニャ」なんですが、「ほれ、わかるでしょ。よく使ってるじゃん、気って言葉。まあ、気ってヤツはそういうもんだ」と大ざっぱに理解してしまうことにしました。

　気になる、気が重い、気が沈む、気に病むうつうつうつ……。フウッ、これが気虚って状態ですか。気虚証に対する基本は四君子湯それに他の生薬、処方を合わせて別の処方に作り替える（漢方では「合方する」と言うそうです）、それが六君子湯であり、十全大補湯であり、人参養栄湯でありというわけです。

　ちなみに漢方製剤は数種類の生薬を組合せて作られていますが、一般にその構成要素が少ないほど作用が強く、多く混ざるほど作用が緩徐になると本に書いてありました。そういう理解でいいんで

しょうか。まあ確かに合方の結果、気虚に効く成分が相対的に薄められてその分、その他の付加価値がついてくるという感じは何となくわかります。

　しかし一方、そうは言っても、気を補うためには一君子湯や二君子湯ではダメで、人参、白朮、茯苓、甘草の四つの生薬を組合せることによっておそらく蘭方で言うところの相互作用やら相乗作用が起きて単剤よりも補気に有効であるということが過去の症例から経験的に導かれているのでしょう。

　蘭方でも、例えばテオフィリン製剤（テオドール®など）内服中にマクロライド系抗生物質（クラリシッド®など）を併用すると相互作用で血中テオフィリン濃度が上昇することが知られています。そのためテオフィリン中毒をきたすことがあり、この両者は併用注意になっていますが、逆に通常量内服してもテオフィリン濃度が上昇しない人で、気道感染が加わった場合には、わざとマクロライドを併用してみる裏ワザも理屈としては考えられるわけです。さらに言うなら、テオフィリンとマクロライドの合剤を作ってしまえば、通常のテオフィリン製剤より少量で有効血中濃度に達するかも知れません。もちろんそんなクスリ危なくて使えませんが、もし仮に脈を触れたり舌を診たりでこのクスリを内服した時の血中テオフィリン濃度の上り方がわかるのなら、これは便利に使える良いクスリということになるのです。漢方にはそういう発想があるのでしょうか。

　ついでにと言っちゃあ何ですが、その合剤に去痰剤や抗ロイコトリエン剤やステロイドを混ぜたクスリを開発すれば、気管支喘息にはこれ一発ということになるでしょう。もっともそれが万人にちょうど良い配合であるわけがありませんし、それこそ相互作用や副作用が心配で、蘭方的にはそんなクスリは絶対作られないと思います。以前、蘭方の治療にはガイドラインがあるから簡単だといったことを書きましたが、そういう意味では漢方のエキス剤より蘭方薬

の方がよっぽどビミョーなサジ加減を要求されているとも言えるわけです。如何かな？

　漢方のヒト。フッフッフッ恐るべし蘭方って感じでしょ。

　前と言うことが違うって？　結局、漢方と蘭方はどちらがわかりやすいのかって？

　どっちだっていいんです。漢方と蘭方の関係は、要するにそうした優劣論や難易論ではなく、両者の考え方の相違と特色を知るべきだということを言いたいのですから。

＊　＊　＊　＊　＊

「さあさあ。酒ばっかり飲んでないで、さっさと対談を済ませようや」

「………（グビッ、グビッ）」

「おろ？　どーしたの。眼がすわっちゃってるよ」

「別口の原稿で頭がいっぱいで、今回は対談って気分じゃないんですよ。グビッ、グビッ」

　下田先生も大変ですね。でも対談はしないけど酒は付合うわけね。最近滅多に見られない見事な「現実逃避」というシブい芸を見せていただいて感動している蘭方医なのです。

# エピローグ 7  サゲ

　この回（いつもは上手いと言うつもりもありませんが）手直しする気になれば、めちゃくちゃ手直ししたい感覚はあります（2014年時点）。でも、私のエッセイに手を入れちゃうと、佐藤先生の部分が浮きそうなので、あえて誤字を直し、漢方メーカーの固有名詞を隠すだけの改変にとどめました。

　これを書いたとき、確かに佐藤先生との対談を"エンタメ文体"でまとめる余裕はなかったですが、ほとんど無言でグビグビ飲んでいた記憶もないんですがねぇ。

　佐藤先生の用語のあらについては、この次の回にやってますから……ってことで示談にして下さいませ。

　私が発したメッセージとしては、ピン芸であるが故に？　とてもシンプルに表現できたと思います。

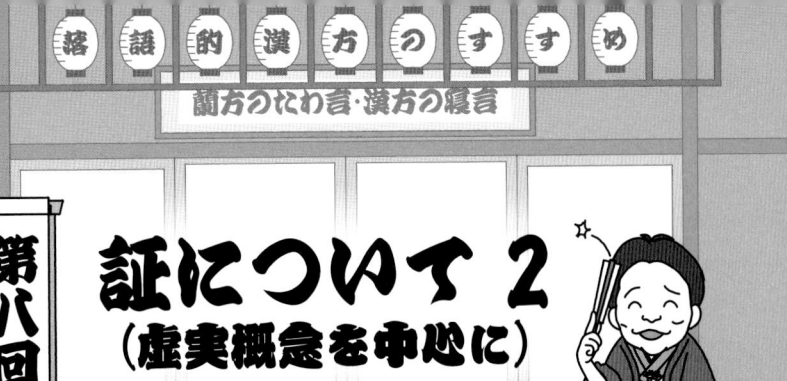

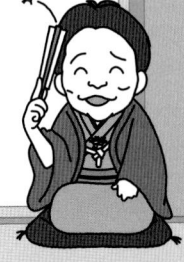

# 第八回 証について 2 (虚実概念を中心に)

## プロローグ 8 〈マクラ〉

　この回の内容を一言でくくれば「証について」なんでしょうね。冒頭の佐藤先生語る「肝は陽、腎は陰……」という分類で2のn乗の分類ができる云々、に関しては確かに漢方業界でも例えば「腎陰が虚しているが故に肝陽が上亢し……」といった表現用いないではありませんがちょっと漢方的ではないといった印象が否めませんね。では「証」についてちょいと違った観点から論じた一号ということでお楽しみあれ。

　前回は突然「気」という概念が出てきました。五臓がどーの、六腑がこーのという話をしていたはずなんですが、アタシも哲っちゃんもちょいと観念奔逸の傾向がありまして、しかも一緒に話す時は、何故か時間が経つにつれて意識がとんでしまうという不思議な現象も起きてくるので、どこで何がどーつながっているのか説明す

るのは難しいのです。

　そこでアタシは考えた。五臓の陰陽で$5 \times 2 = 10$通りあります。それに「気血水」の虚実を合せると$3 \times 2 = 6$、すなわち人の状態を60通りに分類することができるわけです。また、「肝は陽、腎は陰、……気は虚、血は実、水は虚」などと1人の人間に五臓と気血水の虚実を組合せることが許されるのなら、これで$2^8 = 256$通りの組合せが考えられます。さらに哲ちゃんは「ムニャムニャ」とごまかしていましたが、それに六腑を加えれば、その組合せは$2^{14} = 16,384$通りに増大します。これだけあれば大丈夫。大部分の人はそのうちどれかに当てはまり、経験的にそれに最も合致した漢方薬が調剤できるのではないでしょうか。

　……などと考えるのは根っからの蘭方医、逆に言えば漢方シロートです。アタシがこの説を披露した時、相棒の哲ちゃんはその酔眼の奥に冷笑を浮かべ、「フーン、分析的な考え方ですね。でもそれは全く間違ってます」と断言なさいました。

　以前も書きましたが蘭方は眼の前にいる患者をできるだけ分析的に細かくとらえ、それに対する特異的な治療をすることを目標にしてきました。しかし逆に漢方は、息切れがする、疲れやすい、汗をかきやすい、元気がないといった、蘭方的に見れば似て非なるまちまちの症状を「気」という仮想的な病因を考えることによって一つの病態ととらえ、その「気」を補うことによってまとめて良くしようという考え方をするようです。

　くり返しになりますが、どちらが正しいとか勝れているといった問題ではなく、世の中にはいくつもの異なるアプローチが存在することを知っていて損はないと思います。今回はその辺を踏まえて、原稿を書き終えてホッとしている漢方医との対談に臨むことにしましょう。

## 第八回　証について2（虚実概念を中心に）

「どうもどうも、だんな、前回はまともに対談もいたしませんで失礼いたしました」

「そういえば、お前さん、本当に不機嫌そうな顔してたよね。で、どうしました原稿の方は？
中国人が攻めてくるわけでもないのにゲンコウとはこれいかに？なんちゃって」

「ヘモでもないのにダッコウというが如し、てなもんで、ようやく脱稿いたしました。書名はまだ決まってないのですが、本年8月20日発売の平凡社新書になる予定です。だんなも宣伝の方よろしくお願いいたします」

「トホホ。わかってますよ。またナーシングトゥディにでも紹介してあげましょう。で、前回は哲ちゃん忙しそうだったから、アタシが勝手に書いて編集部に送っちゃったけど、良かったかいあんなもんで」

「おおむね結構でございましたけど、ちょいと引っかかるところはございました」

「おいおいNHK "お江戸でござる" の杉浦日向子先生じゃないんだから」

「まずは "気虚" 概念ですね、だんながお書きになった "気になる、気が重い、気が沈む、気に病む……" というのは気虚というより気鬱・気滞の状態ですね。気虚ってのは、一言でいえば "元気の不足" 状態ですわ、"元気がない、疲れやすい、息切れがする……" という症候群です」

「なるほど、それは失礼いたしました。他にはあるかい？」

「細かい言葉使いの問題で言えば "合方" という言葉です。例えば "四君子湯と四物湯を合方しさらに黄耆と桂皮を加味すると十全大補湯になる" というのが正しい使い方でしょう。つまり合方とは "有名方剤を複数同時に処方する" ことです。エキス剤にも茯苓飲

合半夏厚朴湯というのがありますよね、これは茯苓飲と半夏厚朴湯の合方ということです」

「一君子湯や二君子湯ではだめで……というあたりはどうなのかな？」

「だめってものではないんです。例えば消化管出血などで比較的急に貧血が進行すれば、先述した"気虚"症状がでますよね」

「あれ、貧血だったら"血虚"になるんじゃないの？」

「くどいようですが血は blood じゃないんですわ。貧血の時、確かに血虚的な症状も起こるんですが、疲れやすく、息切れやめまいしやすい……という気虚症状の方がメインだと思ってます」

「なるほど、でも、そんな時には漢方的にうだうだやってないで、蘭方的にやった方がいいんじゃないかい？」

「もちろん、私がそんな患者さんを診たらまず紹介状を書くことになりますが、漢方の書物では、そんな場合人参単独を煎じて飲ませる、てな治療法が書いてあるわけです。残念ながら"一君子湯"とは言わず"独参湯"と申しますが」

「ということは、アタシが前回書いた"一般にその構成要素が少ないほど作用が強く……"ってのは正しいわけだ。では、何故その補気の力が強い独参湯を一般的にもっと使おう、って話にならないんだい？」

「うーん、蘭方的発想ですな。独参湯より四君子湯の方が、慢性的な気虚状態に使いやすいって感覚です」

「どういうこと？」

「つまり、気虚状態にある人が一般的に起こしやすい随伴症状に対して、あらかじめ手が打ってある……ってところです。つまり、四君子湯で説明しますと、主薬は人参です。これが補気してるわけですね。ただ、薬で補うのも結構だけど、本来"元気"って食べ物から吸収した栄養が基本になるべきものだと思いません？」

## 第八回　証について 2（虚実概念を中心に）

「確かにそうだねえ。まあ、蘭方の方だと、輸液やら輸血やらを考えもするが」

「で、どちらがタマゴでニワトリかはわかりませんが、気虚の人って食欲良くない人が多いわけです。消化器系の働きが悪いと栄養吸収が上手くいかない、水分の代謝異常が生じやすい。だから、健脾利湿の白朮や茯苓を加えて、四君子湯の形で人参を服用していただいた方が、慢性的気虚状態の治療には良いことが多いわけです」

「アタシが書いたように"単剤より補気に有効"というニュアンスではないということかい？」

「うーん、どうですかね、結果としてはそう言ってもいいような気もするんですが、補気力が強いというよりは、その形で用いた方がむしろ万人向きに使いやすくなる、って感覚です」

「まあ、蘭方業界でも"約束処方"ってのはあるな」

「そんなふうにご理解いただければいいんじゃないでしょうか」

「ところで哲ちゃん、この対談でこれまで虚証だ実証だと解説なしで使ってきたが、虚実ってどういうことなんだい」

「日本漢方の先生方がいう虚実と、中医学でいう虚実とはちょっとニュアンス違うんですが、まあ、結論的に用いる処方は大体同じようなところに落ち着きますので、中医学的表現でいきます。

ごく単純に虚証とは"あるべきものが不足している状態"で実証とは"あってはならないものが存在する状態"とご理解いただきましょう」

「日本漢方の先生が書いたものをみると"痩せて顔色が悪く、食欲がなく下痢しやすい……"のが虚証、てなおっしゃり方をなさるようだが」

「私は別に日本漢方を否定してるわけじゃないんです。今だんながおっしゃったような人は"あるべき元気の不足"状態にあるわけ

でしょ．中医学的にいっても立派な虚証ですね」

「じゃあ，逆に日本漢方の実証，つまり"体はがっしりして，赤ら顔で食欲旺盛，便秘傾向……"というような人は？」

「元気というところをみれば"あるべきものが十分にある"わけですよね．そんな人，つまり元気旺盛，言葉を換えれば抵抗力・免疫力がしっかりしているような人が病気になるということは，"あってはならないものが存在するから"である可能性が高くありませんか？　中医学でも実証と捉えられることが多いと思います．

ただ，少なくとも私の診療所にいらっしゃるような方々には，純粋の実証，純粋の虚証というのはいないような気がします．ほとんどすべての人が，虚の側面と実の側面をお持ちだと思うのです」

「え？　虚と実が一人の中に同時に存在するのかい？　でも日本漢方的にいうと，この方剤は実証向けのもの……といった言い方がされるよね」

「そうですね，日本漢方の虚実は，患者さんの体質の虚実というところにこだわりすぎてるんじゃないかな？　というのが，門外漢の素朴な感覚です．まあ，私はたまたま中医学系の師匠について中医学的虚実概念で臨床していて，さしたる不便を感じてないのですから，これから中医学的に語らせてもらいますが」

「じゃあ，さっき言ってた"一人の患者に虚と実の両面"云々といったあたりを説明しなさいな」

「はい，中医学では"正気の虚するところに邪が湊る"としています．つまり，わかりやすく感染症でもイメージしていただくとして，正気の虚（すなわち防衛力・免疫力の弱いところ）に邪（病因物質，あってはならないものですから"実"ですね）が入り込みやすいという認識です」

「それって，蘭方の考え方とほとんど同じじゃない？　例えばAIDSになる，免疫力落ちる，感染症起こしやすくなる．というの

と、同じじゃない」

「そうですよね。免疫不全状態は漢方的に"虚"ですね。で、その虚があるから、感染症って"実"を呈しやすくなる、って表現できるわけです。

ただ、漢方的に虚だ実だといってるのは、絶対的な虚や実が存在しているわけではないのだ。ということにご注意願いましょうか。これは私の個人的認識かもしれないけれど」

「どういうこと？」

「つまり以前に申し上げたように"治療の方向性も内包した症候群としての『証』"としての虚であり実であるということです」

「おいおい、ますますわからなくなるじゃないの」

「すみません。じゃ、AIDS で申しますが、AIDS の免疫不全状態に着目すれば、これは間違いなく"虚"と言えましょう。ただ、その虚状態が感染症という実を招き入れる素地になるわけです」

「なるほど」

「ただ、AIDS を発症したということは、AIDS のウイルスという実の影響でしょ。だから、治療的にどう見るかによって、虚や実という概念は流動的に考えるべき……というのが私見ということなんですわ」

「うーん、つまり AIDS 患者を治療するにあたり、原因であるウイルスを叩く発想の治療をするときは"実証"として対応していることになり、免疫不全状態を改善しようという発想の治療をするときは"虚証"と見ている……ということかい」

「流石に長いお付き合い、下手な説明の割によくおわかりいただきました。前に言ったかも知れないけれど、漢方的『証』というのは、絶対的なものがあるわけじゃなくて、治療者の決意表明なんでしょうね。AIDS で言えば、原因ウイルスを根絶できれば治療成功でしょうし、それができなくても免疫不全状態を解消できれば、治

療的には合格点でしょう？」

「なるほど、治せば勝ちって考え方ね、AIDS の例は、ひとつの病気が虚でもあり実でもあるってことか？　ちょっと違ったニュアンスの虚と実の同居状態もあるんだろ」

「適切なツッコミありがとうございます。前に喘息の治療で語りましたが、消化吸収系（＝脾）の不調で痰が生じやすくなり、呼吸器症状が出やすくなる……という話をしましたよね。これは消化器の不調＝脾虚の結果、痰という邪の実が生じ、よって呼吸器症状が発現している……と表現されることです。つまり治療的には、脾虚を補いながら、痰という実に対応することが必要になる……」

「要するに漢方概念ってのは、実体がないんだから、その表現はあくまでも治療者哲ちゃんの仮説であると、で、脾を補い痰をさばくという治療を施すための決意表明としての病態認識であると言いたいわけね」

「そういうことでございます」

「で、その決意表明をするために、気血水だとか五臓だとかの概念があるんだろうけど、気血水っていうのと五臓というのは、ちょっと次元が違う概念だよね」

「おっしゃるとおりですね。勝手な想像ですが、だんなのトーナメント理論じゃないけれど、昔の中国には気や血という概念で病気を考える部族と、五臓の病理を基本に病気を考える部族があったんじゃないでしょうか、この二つの考え方が、お互いに捨てがたいということで融合した……もちろん、この二つだけじゃないんでしょうが、そんなところでしょう」

「蘭方でも"貧血"という診断と"骨髄機能不全"という診断は矛盾しないし、両方を統合して患者を診ていくわけだけど、それに近い感覚かな？」

「おっしゃるとおりです。あ、だんな、さらにツッコミたそうな

雰囲気ですが、今回かなり長弁舌ふるっちゃったし、脱稿はしたものの、校正に追われておりまして、今回はこの辺で中入りにさせて下さいな」

「はいはい、わかりました。じゃあ哲ちゃん、出版記念パーティーには是非呼ぶように、楽しみにしてるから」

「もちろんでございます。では、サゲの方もよろしく」

　哲っちゃんの現状と掛けて、「札つきの不良少年」と解きます。そのココロは……。更生（校正）には時間がかかるでしょう。何ちゃって。相変らずこのノリでサゲにかかるのです。

　「決意表明」というのはわかりやすい言葉だと思います。例えばアタシら、蘭方医だって細菌が腎盂に入り込んでいる所を肉眼で見た人はいないでしょう。顕微鏡で見た？　本に書いてあった？　そのとーり。しかしそういう機械がこの世になくて細菌培養や血液検査などができないとして、急に高熱が出た、右（左でもいいけど）の腰部叩打痛がある、尿が濁っているといった雑多な症状を呈する人が眼の前にいる時、直接眼で見たわけではないけど「細菌感染」という仮想的な病因を想定し、「急性腎盂腎炎」の診断を下し、それに有効な抗生物質というクスリを使うという決意を表明することになるのでしょう。

　もちろん実際に細菌は存在し、諸検査で確認できます。しかし考え方の根本は漢方的仮想病因論に通じる点もありそうです。漢方において、その仮想的な病因が五臓であり気血水であるというわけです。

　下田先生もおっしゃる通り、今さら急速に進行する貧血に独参湯を試してみる勇気はありません。ルートをキープし、輸血を準備しつつさっさと内視鏡をブチ込むのが正解でしょう。しかし、そうでない発想があったということを初めて知りました。それにしても貧

血って血虚じゃなくて気虚なんですね。いやあ、今回も勉強になりました。

　ところで下田先生、対談中「私がそんな患者さんを見たらまず紹介状を書きます」なんてことをおっしゃってますが、この場合、一体何て書くおつもりなんでしょうか。「気虚につき独参湯所望」なんてこと書かれてもアタシャ見てあげませんからね。その節は正しい蘭方用語での記載をお願いします。

　　　　　　　　　　　　　　　　　　　　　　　　　　　以上

第八回　証について2（虚実概念を中心に）

# エピローグ 8　サゲ

　対談のノッケは前号の細かい表現を訂正するところから、って感覚ですね。漢方業界の人たちにはこういう用語にうるさい人が結構いらっしゃるんで困るんです。何もコメントせずにすり抜けると「物を知らない若造が生意気に偉そうなことを……」と馬鹿にされそうなので一応書いておきました。

　さらにたとえて言うと、有名な葛根湯の原典に「太陽病、項背強几几、無汗悪風者、葛根湯主之」とあるのですが、この几几という字句を「キキ」と発音するか「シュシュ」と発音するか？なんて議論があるんです。私の立場は、ぶっちゃけて言えば「おいら臨床医でい！　考証学者じゃねえんだからそんなことどっちでもいいじゃねえか！」です。

　ちなみに六回目に「下品はゲヒンじゃありませんで……」なんてさらりと書いてしまいましたが、漢方業界では「ゲボン」と発音するのが通例みたいです、ま、この上品だ下品だというのは、最古の薬学書"神農本草経"の分類なんでしょうけど、これにつきましても人前で恥かきたくないから通例にのっとり発言してますが「どっちでもいいじゃねえか！」というのが本音でございます。

　ちなみに「私がまず書く」紹介状ですが佐藤先生に宛てると仮定すればおよそ以下のようになろうかと……。


佐藤純一先生　玉机下
　患者＊＊は数日前から上腹部痛を自覚、息切れ動悸を訴えます。またタール様便がある模様で眼瞼結膜の色調などより「消化管出血とそれに伴う貧血」が疑われます。漢方やら精神療法ではいかんともしがたいと愚考致します。現代のヒポクラテス、佐藤

先生の御高診・ご加療を切にお願いする次第です。

　実際には、東京から茨城まで紹介するはずもなく別の先生に「消化管出血疑い、よろしくご高診下さい」の一行で終わるでしょうがね。(笑)

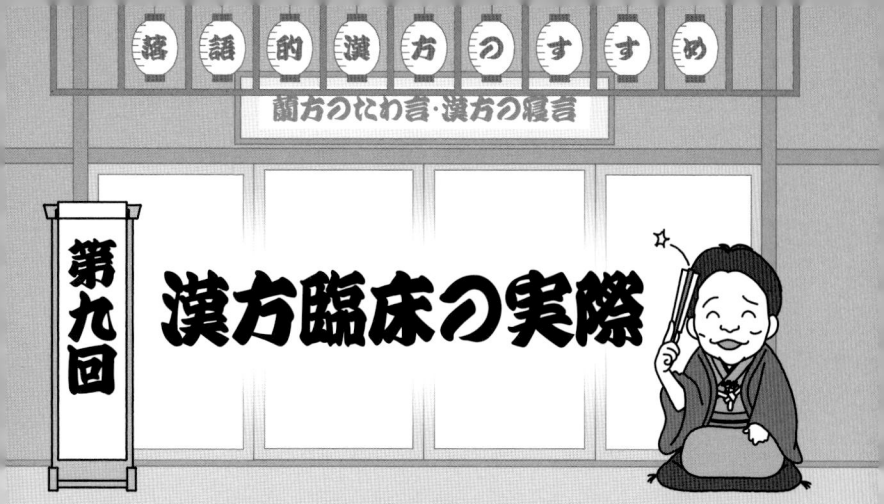

落語的漢方のすすめ
蘭方のたわ言・漢方の寝言

## 第九回　漢方臨床の実際

### プロローグ 9　マクラ

　この回、本文でも言ってますが、漢方初心者はまねしないで下さいね。ま、もっとも上級者の方々からは「へたくそ！」とけなされるものであるのかもしれませんが。
　ま、今回のテーマは表面的には「アトピー性皮膚炎の漢方治療」ですが、本文でも述べるように「煎じ薬を使った漢方療法の実際」をちょっと覗いて頂くのが目的ですね。

　全国の本誌読者の皆様、いかがお過ごしでしょうか。インチキ漢方医の下田でございます。しょうもない連載ですが今回で何と九回目を数えました。
　一文にもならない（おっと、図書券 2000 円の謝礼がつきましたっけ……）この連載、九回目ともなりますと、流石に少々だれてまいりまして、相方の佐藤先生などは「どーかね、哲ちゃん、ここ

いらで一回お休みをいただいてだな……」などと言い出しっぺにも関わらず、軟弱なせりふを口にするようになりました。

　一人で勝手にエッセー風の文章をまとめるのは、流石になれてきている私ですが、対談部分をまとめるのは結構めんどくさい作業なのです。

　そもそも、私達の対談なるもの、般若湯を服用しながら、シャレあり、シモネタジョークありで、何となくテーマは「漢方医学関連」ということだけ大雑把に決めた「ブレイン・ストーミング」です。もしテープ起こししたものをそのまま本誌に投稿したとしたら、まず載せてはいただけない代物、というより、一般の方々が読んでも、意味不明のものです。

　というわけで、対談の途中でキーワードをメモして、それを会話の流れが伝わり、かつそれなりのメッセージが伝わるようにする……。自分のせりふはともかくも佐藤先生の発言部分をやるときは、それなりに彼の発想を取り入れなければ書けませんので、結構つらいんですわ。

　というわけで、今回は私のモノローグのみにさせていただきたいと思います。そろそろ、多少は臨床的なことも書かなければいけない頃合いです。唐突ではありますが、アトピー性皮膚炎（以下 AD と略記）の漢方治療について書いてみたいと思います。

　これ、新書用に書いたものをちょいと手直しして……という手抜きの作り、でもまあ、これまで総論的なことばかりやってきたわけで、ちょいと本格的漢方の雰囲気だけでもお伝えできたらとの目論見。お付き合いあれ。

## 漢方的に AD を考える

　何の病気を扱うにせよ、漢方医学的な病態認識は、素朴かつ直感的です。例えば皮膚が赤みを帯び熱感があり痛がゆい、といった症状は「熱性の邪気」によるものと考えます〔平馬直樹先生による皮膚症状と病邪の関連を示した表(表1)を引用します。ご参照下さい〕。

　そして、例えば熱性の邪気が関与していると見立てたならば、その熱をいかにして抑えるか、と考えることになります。

　で表2に示した熱邪に対して用いる薬を選ぶことになりますが、漢方生薬の持つ作用は単純ではなく、例えば生地黄は体に潤いを与えつつ（滋陰）熱を抑える生薬であり、黄芩は熱を抑えつつ湿も治療できるという性格を持っています（表2で同じ生薬が複数のところに出てくるのはそんな生薬の性格を表現したかったからです）。同じ「熱」でも湿を伴った湿熱の状態と、燥を伴った燥熱では、治療法を変える必要があると認識されているわけです。

### 表1　皮膚症状から病邪を推定

|  | 皮疹の症状 | 適応する薬物 |
| --- | --- | --- |
| 風邪 | 遊走不定・出没する皮疹、痒み | 祛風薬、熄風薬 |
| 湿邪 | 滲出液の分泌、水疱、浮躍状 | 除湿薬、健脾利湿薬 |
| 燥邪 | 乾燥、肥厚、落屑、苔癬化 | 養血潤燥薬、滋陰薬 |
| 熱邪 | 紅斑、腫脹、灼熱感 | 清熱剤 |
| 瘀血 | 色素沈着、紫斑、皮疹の固定化 | 活血化瘀薬 |

注：平馬直樹「アトピー性皮膚炎の中医学的治療」（「中医臨床」編集部編「アトピー性皮膚炎の漢方治療」。1996年。東洋学術出版社、所収）より

**表2** アトピーに用いる主な生薬

| | |
|---|---|
| 風邪に対し | 防風、荊芥、蒺藜子、白鮮皮、苦参、蝉退、白僵蚕、烏梢蛇、秦艽など |
| 湿邪に対し | 茯苓、白朮、蒼朮、薏苡仁、山帰来、猪苓、沢瀉、黄芩、黄柏、黄連、苦参、白鮮皮、地膚子など |
| 燥邪に対し | 当帰、生地黄、熟地黄、沙参、白芍、知母、芦根、玄参、麦門冬、百合など |
| 熱邪に対し | 生地黄、牡丹皮、石膏、知母、山梔子、大黄、金銀花、連翹、菊花、蒲公英、黄芩、山帰来、黄柏、黄連、苦参、白鮮皮、地膚子、薔薇など |
| 瘀血に対し | 赤芍、牡丹皮、鶏血藤、桃仁、紅花、番紅花、大黄、川芎、紫根、丹参など |

さて、実際のADでは、単純に熱証だけということはまずありません。

蘭方的に確実なところとして、アレルギー反応の関与は指摘されていますが、一次的なアレルギーというよりは、皮膚の生理機能や角質の脂質の異常などがまずあり、二次的にアレルギー反応を引き起こしやすくしているといった考えも有力だそうですね。要するに、皮膚の脂質が乏しく、皮膚自体の防衛力が低下している結果、炎症を起こしやすくなっているという考え方。

前段の「炎症」という言葉を漢方的に表現すれば、「熱邪」など先に表示した「邪気」にオーバーラップするところでしょう。

しかしそれ以前に、「脂質の乏しさ＝潤いの不足＝陰虚・血虚」や「防衛力の不足＝気虚」といった「あるべきものの不足＝虚証」の存在にも眼を向けて治療に当たるべきだと考えられます。

## 漢方治療の基本戦略

　悪化したときにジュクジュクと滲出液を認めるような湿証的傾向を示す人も存在するのは確かですが、基本的にAD患者さんの皮膚は乾燥傾向にあることが多いようです。

　皮膚を栄養するものは陰であり血であるとされますので、陰・血を補うことを治療の基本に据えることが多くなります。血を補う基本処方とされる四物湯という方剤は、AD治療に頻用される方剤に多く組み込まれています。

　ただし、四物湯だけでAD治療にあたる先生は多くないでしょう。四物湯は冷え性にも応用される、全体としては温性の方剤ですから、ADが呈しやすい熱証を助長しがちな性質を有するためだと思えます。

　よって四物湯に清熱の代表処方である黄連解毒湯を組み合わせた温清飲という処方およびその加減法がADに広く応用されています。例えば荊芥連翹湯・柴胡清肝湯というADにも頻用される方剤には、それぞれ温清飲の構成生薬がすべて含まれており、さらに荊芥連翹湯には去風薬である荊芥・防風、清熱薬の連翹・柴胡などが、柴胡清肝湯には清熱薬の連翹・牛蒡子、滋陰薬の栝楼根などが配合され、ADへの臨床応用しやすい方剤になっています。

　四物湯にさらに陰・血を補う何首烏、補気薬の黄耆を加え、去風薬の荊芥・防風・蒺藜子などを加えたものが当帰飲子という方剤です。これには清熱薬の配合がありません、よって「冷え性で皮膚が乾燥し瘙痒感があり分泌物の少ない」皮膚疾患に用いやすい方剤といえます（老人性瘙痒症に良い薬です）。

　逆に「熱証」に焦点を当てたような方剤が消風散という方剤です。製薬メーカーのパンフレットでは「分泌物が多く、かゆみの強い」

皮膚病に用いる、ということになっていますが（確かに苦参・蒼朮という燥湿薬を含み、分泌物の多い皮膚疾患に使いやすいことは事実ですが）、私見では「熱」を目標に使うべき方剤と考えています。

その他、成書にあたると治頭瘡一方、清上防風湯、越婢加朮湯、十味敗毒湯、温経湯などが AD の治療方剤として紹介してありますが、詳細は割愛させていただきます。

## 私の漢方的 AD 治療

前節の記載は、私にとってストレスのたまる作業です。有名方剤、つまりエキス製剤になっている方剤による AD 治療は、それで十分な方には手軽で良いのですが、効果的に今一つのことが多いとも感じているが故です。ちょっと私流の煎じ薬処方術をご覧にいれましょう。

まず基本戦略としては前節で述べたとおり陰・血を補うことをベースに考えます。で、前節で紹介した四物湯ですが、構成生薬に温性の活血薬である川芎が含まれているのが AD にはどうかな、と感じるところです（絶対いけないという意味ではありません、最初から使う生薬ではないな、と思えるのです）。AD 治療には活血薬を上手く取り入れるべきものだとは思いますが、最初から過量に用いると瘙痒感などを悪化させることが多いという経験があります。

そして陰・血を補う基本に組み合わせることの多い清熱法ですが、できれば燥湿作用のないものを用いた方が無難なことが多い印象です。とにかく、実際の処方例を見ていただきましょう。

## 症例1 初診時（8年前）26歳の女性

4～5歳の頃から肘や膝の屈側にADがあった。高校時代から悪化、初診時、肘の屈側、首すじ、頭皮に症状が強い。皮膚はかさつき乾燥傾向、2～3年来鼻炎症状があり。外用薬としてボアラ軟膏®を要する。

まずはステロイドを不要にできたケースを紹介したくなるのは人情というものでしょう。普通の患者さんは、良くなると来なくなってしまいますので、「治って来なくなったのか、漢方に飽きてしまったのか？」一抹の不安があるものですが、この方は知人のお嬢さんですから、ステロイド不要状態が続いていることが確認できている方です。

初診時、良くないところの皮膚は乾燥し赤みを帯びていました。脈は細く（これ、血虚証を示唆する所見）舌の色は赤みが強いものでした（熱証を示唆する所見）。仕事の上での精神的ストレスを強く感じているといい、ちょっといらいらする傾向、寝付きの悪さ、疲れやすくカゼを引きやすい傾向があるといいます。

全体的に「ごく普通のAD」という印象です。先述したとおり、陰・血の不足がベースで熱証（皮膚の赤み）・燥証（かさつき）を呈しており、かゆみ（風邪の症状）を訴えています。さらにいらいらする傾向（気滞・気鬱）、疲れやすくカゼを引きやすい（気虚）といった傾向もみられます。

そこで、陰血を補い、ちょっと気虚にも配慮し、いらいら感に対して疏肝法を考え、去風止痒をはかることにしました。

処方：
生地黄9、当帰6、白芍6、川芎3、牡丹皮6、忍冬6、金銀花6、連翹6、甘草3、防風6、蒺藜子6、黄耆6、薏苡仁9、柴胡6、香附子4
（生薬の単位はgで1日量です。以下同様）

最初の4味は四物湯です、温性の活血薬、川芎をあえて使っているのは、首・頭と体の上部に症状が強いため（川芎は他薬の薬効を上部に運ぶ作用があるとしています）少量配合しました。牡丹皮は涼性の活血薬で「血熱」を抑えるための配合。金銀花・連翹は代表的な清熱解毒薬、甘草も清熱効果と「諸薬の調和」を考えての配合。防風・蒺藜子は去風止痒の意味、黄耆・薏苡仁は補気を目指したもの、柴胡、香附子で疏肝した……という方意です。

　これをベースとして状況に応じて加減（例えば、熱証が強いと判断される時に、石膏、知母などを加味したり、燥的な症状が強いと判断したとき柴胡を抜くなど）して、だんだんに漢方薬の使用量も減らすことができ、ADの症状はステロイドなしでほとんど消失している状態をここ3年ほど保っている状態です。

### 症例2　初診時35歳の男性

　症例1はステロイドを中止できた症例ですが、そうもいかないこともあるのが実際の臨床です。この患者さんとは私が公務員医者であった時代からの十年来の付き合いなのですが、現在顔にはワセリンだけでステロイドは不要ですが、体で症状の強いところにリンデロンV軟膏®を保湿剤で2倍に薄めたステロイドを用いてる方です。でも、初診時のカルテを確認したら、外用薬は言うに及ばず、ステロイド内服までしておられたケースです。患者さんご本人も「この薬があっている」とおっしゃっておられますし、それなりの効果は主張できると思います。長い経過の処方の変遷を書くわけにもいきませんので、ここ3年ほど用いている処方のみを紹介します。

> 処方：
> 蒼朮6、黄柏6、薏苡仁15、生地黄15、地膚子10、白鮮皮10、牡丹皮10、蒺藜子10、防風6、紫根6、白薇10、山帰来15、苦参10、甘草3、何首烏10

　この処方のはじめの2味は二妙散という処方、湿熱を治すための処方です。さらに薏苡仁、地膚子、白鮮皮、山帰来、苦参と利湿の生薬を多用しているのが特徴です。初診時から、悪化すると滲出液が出やすく、舌苔が黄色くネトッとした感じ（業界用語で膩苔、英語でいえば oily、これが湿熱証の特徴のひとつ）であったため、このような処方にしています。

　漢方業界の方にこの処方を見せると、いろいろ文句がつくものかも知れませんが、長い時間をかけて抜くと悪化する生薬、下手に加えると良くない生薬を慎重に判断した結果の処方です。安易に否定していただきたくない苦心の処方であることは申し添えておきましょう。

　以上、拙著「漢方の診察室」から抜粋（多少手入れしてます）にて手抜かせていただきました。ちなみに症例1の後日談を一くさり。彼女、その後ご結婚されたのですが、なかなか子宝に恵まれず、ご夫婦そろって蘭方の不妊症治療に通われておられました。ご主人の精子運動率が低いということで、ご主人にはツムラの補中益気湯、彼女には型どおりのホルモン治療、人工授精など試みられていましたが成功せず漢方治療を求めてつい最近久しぶりにいらっしゃいました。

　3カ月ほど漢方薬を飲んでいただいたら、見事にご懐妊！　めで

たしめでたしという話でございます。蘭方的検査では、ご主人の精子運動率が2倍に改善したよし、この際ですから、お二人への不妊症用処方も紹介しちゃいましょう。

### ◎奥様への処方

（AD の病理と共通しますが「血虚」がベースとみています）

> 熟地黄10、当帰6、白芍10、益母草8、黄耆10、拘杞子8、延胡索8、桃仁6、紅花4、蒺藜子8、川玉金6、香附子6、人参3

AD の症状はほぼなくなっている状態に対する処方です。本方服用にて、月経痛、月経前緊張症的な症状が改善されました。方意としては気血双補、活血調経、疏肝理気といったものです。

### ◎ご主人への処方

> 黄耆15、拘杞子8、菟絲子8、五味子4、覆盆子6、車前子6、杜仲8、人参3、生地黄10、熟地黄10、山茱萸8、山薬8、茯苓8、甘草3

無理矢理名前を付ければ、五子衍宗丸合六味丸加減です。補気と補腎を強力に行ったという方意です。前医処方の補中益気湯が悪いわけではないと思いますが、補腎を強力にしたことがポイントだと思っています。

## 第九回　漢方臨床の実際

「やあ、哲ちゃん、今回は一人でご苦労様」

「おや、だんな、ゆっくりお休みいただこうと思って、ピン芸やったのですが」

「まあ、連名で出している手前、ひとこと言わせてくれよ」

「はいはい」

「これ、実際の症例が出てたりして、藤本の健ちゃんなんか喜びそうだけど、ちょいと説明不足じゃないかい？　唐突に生薬をずらずら並べられても、わからない読者の方が多いと思うよ」

「ごもっとも、私もこれを理解していただき、読者の皆様に臨床応用していただこうと思っているわけじゃありませんで……。少なくとも、これまで漢方処方の経験ない読者に、私の処方の丸写しをしてもらいたくないんですねえ」

「じゃあなんでこんなこと書いたわけ？」

「私の処方が手本になるなんて自惚れてるつもりはありませんが、読者の皆様に到達目標を提示したかったからですわ。

この処方、見る人がみれば、いろいろケチがつくのかも知れません。でも、一応の効果が上がったことも事実です。こんな臨床もあるんだ、ということをとりわけ若い先生方に知ってもらうのも意味があるかな、と考えたわけです。これまで基礎的なことを語ってきて"で、実際の臨床はどうなの？"という疑問には答えてなかったという反省もありまして、だんなのお休みをいいことに、モノローグさせていただいた、ということです」

「まあ、おかげで一号楽をさせてもらいました。でもおまえさん、新作から抜粋したりして自著の宣伝も考えてない？」

「ばれちゃあしょうがない、でも、私の本が売れれば、今焼いてるこのカルビが特上カルビ焼きに昇格するわけですから……」

「はいはい、じゃあこのツマミと対談の内容を充実させるため、販売促進に一肌脱いでやろうじゃないの」

「ありがとうございます。それはさておき、今回一人でやってみて、会話体でやるよりこの方が内容豊かに書けるような気もするんですが……」
　「当初のプラン通りリレーエッセイにするってこと？　まあ、今決める必要もないわな、次回編集会議までアタシも考えとくわ」

　というようなわけで、次回どういう形になるかはわかりませんが、まだまだ寝言・たわ言対決は続く予定です。乞うご期待。ついでに平凡社新書の「漢方の診察室」販売促進にご協力の程ヨロシクッ！

# エピローグ 9　サグ

　いかがでした？　割合に面白く（funny じゃなく interesting ですよ）感じませんでした？

　1例目はアトピーと後日談としての不妊症治療です。アトピーと不妊って全然関係なさそうなんですが、漢方的にみれば両方とも「血虚証」がベースにあることが多いもの。いわば「異病同治」の実例にもなるかな？　との意図もありご紹介申し上げた次第です。

　八回目のエピローグで上品や下品の発音などジョウヒンでもジョウボンでも「どうでもいいじゃない」みたいなこと書きました。じゃあお前は、神社の「境内」をケイナイと読んでもいいのか？「お内裏様」をオナイリサマと子供が発音したら直さないのか？　と突っ込まれそうですねえ。まあ、直しますわな。

　本書、一応「医学書」なんですよね、ですから読者の皆様には生薬の「上品、中品、下品」というのは「ジョウボン、チュウボン、ゲボン」と発音するようにアドバイス致しておきます。

　ただ、神農本草経の上経に出てくる生薬（これがいわゆる上品です）の一番はじめに出てくる生薬（少なくとも、私の持っているテキストでは、です。それには丹沙と表記してありますが）は朱砂（主成分は硫化水銀）なんです。

　ちょいと信憑性を増すために原文丸写ししましょうか「丹沙、味甘　微寒　主身体五臓百病　養精神　安魂魄　益気明目　殺精魅邪悪鬼　久服通神明不老」[注]何となくわかるでしょ。

　大体、神農本草経の上経（つまり上品）に出てくるものは「長

---

注）　中国医学大成　巻47．上海科学技術出版社出版．1990．

く飲んでると、無毒だし体軽く元気が出て"不老延年"ってキャッチコピーのもとに集められているものなんですよ〔中国医学の先達たちの名誉のために申し添えますと、後年編纂された本草書（＝薬学書）では「有毒」としてあるものが多いです〕。

　上品を「正しく？」ジョウボンと発音できることより、それをジョウヒンと誤読（あんまりだな、誤発音と言い直しましょう）していても、前段～前々段で書いたことを理解していることの方が、臨床家としては数層倍重要なことではないか……という意味で「発音なんかどうでもいい」と書いた真意ご理解のほどを。

　ちなみに神農本草経でいえば中経（いわゆる中品）に使いやすい生薬がそろっている感覚ですね。下品な生薬（下経に出ているやつら）にも、例えば附子とか桔梗とか半夏とか今、私の臨床でなくてはならない生薬が列挙されておりますねえ。

　はい、漢方オタクのトリビアでした。

# おわりに

　えー。宴たけなわではございますが、一旦中締めでございます。

　如何でしたでしょうか。メディカルエンタテインメント。「月刊地域医学」連載中は、お互い自由な感性でテーマにしばられることなく（別名「行き当たりばったり」とも言う）般若湯の助けも借りて毎回楽しく「対談」してきたという印象でしたが、「漢方」こと下田哲也先生（以下「哲っちゃん」と略します。おいおい）の適確な加筆修正により、漢方シロートの蘭方医に対する漢方理論入門書、全くの医療シロートの方々にも漢方というものに興味をもってもらうきっかけの書に見事に変身しているのには驚かされました（ってアタシも一応共著者なんですが……）。

　「漢方入門書」とは言え、お読みいただければおわかりのように、この本は「はい。認知症には抑肝散、気管支喘息なら小青竜湯、片頭痛を診たら呉茱萸湯か五苓散、これだけ覚えといて下さい」といった、いわゆる「漢方ハウツー本」でも、「はいはい。何だって漢方でバッチリ治りますよ。カンポー万歳！　カンポー最高！」といった「漢方礼賛本」でもありません。もちろん「明日から日常臨床にバッチリ役立つ」とか「これ一冊で漢方の全てがわかる」といった大層な本でもないと自負しております（おいおい、大丈夫か）。

　しかし本書は、本文中でアタシが想像したような何千年にわたって何万回もの治療法トーナメントを勝ち抜いてきた漢方という体系をわかりやすく伝え、アタシたち蘭方医、フツーの医学部でフツーの勉強をしてフツーの医者になった者たちからは異次元とも思えるカンポーワンダーランドの一端をかいま見せるのに役立つだろうと考えております。漢方シロートのアタシが知らない世界にツッコミを入れ、それに漢方のプロの哲っちゃんが答える、自分で言うのも

何ですが、このギャグ満載の漫才もたっぷりお楽しみ下さい。

　その後もアタシは漢方とは付かず離れずで暮らしています。別に今さら漢方のプロになろうとは思っていません。しかし、知らないから、わからないから、絶対ダメだ、認めないぞといった頑なな態度を取る気もありません。とにかく目の前の患者さんが今受けている医療に少しでも満足できるように治療者はいろいろなツールや手法を持つべきですし、そのうちの一つとしてちょっと引きながらハウツー的に試しに漢方薬を使ってみているというのがアタシのスタンスでしょうか。

　しかし、アタシが言うのも何ですがハウツーのみで漢方に関わるのは問題でしょう。以前、「当帰四逆加呉茱萸生姜湯3P、六君子湯3P、加味逍遥散3P、葛根湯3P、分3」という処方せんを見たことがあります。「な、何じゃこれは。いい加減にしなさい」と漢方プロの先生は驚かれることでしょう。しかし、アタシには何となく理解できるんですよ。この処方を出している蘭方医はマジメで漢方ハウツーに精通しており、もらっている患者さんはいわゆる更年期の女性で（加味逍遥散）、冷え性で腰が痛く（当帰四逆加呉茱萸生姜湯）、胃もたれや食欲不振もあって（六君子湯）、その上、風邪を引きかけているのか肩こりがあるか（葛根湯）じゃないかなってね。漢方シロートがハウツーのみで漢方に関わるとこういう始末になります。やはり漢方の基本的な考え方、虚実、陰陽、五行、気血水なんてことは十分理解できないまでもちょっとは頭の片隅に入れておくという姿勢が必要だろうと思います。本書がそうした考え方への理解の一助になれば幸いです。まあもっともアタシが理解しているのは、漢方薬ってえヤツはそういくつも重ねるもんじゃありませんよ。症状対応の西洋薬じゃあるまいし。第一、食前にこんだけ飲まされたらお腹いっぱいになっちゃうでしょ。いけませんよ。なんてことだけなのかも知れませんが。

# おわりに

　実は2人の対談にはこの後さらに続きがあって、本書の売れ行きが好調ならば続編をお届けできる手はずになっているようです。続編では議論はさらにディープでコアになって行き、本編以上に漢方の本質に迫る内容になっている……わけがありません。あいかわらずのたわ言、寝言が続くのです。とりあえずお楽しみに。

　あっ、そうそう。哲っちゃん。そう言えば対談が終わってからも「漢方付かず離れず」のスタンスを続けている蘭方医が最近ギモンに思っていることをこの機会に質問したいと思います。今や漢方界の大御所、平成の華佗とまで呼ばれる（ヨイショッ）哲っちゃん大先生、ご教示下さい。

　えー。まずこの漢方薬ってえヤツ、今使われている○○湯や××散はもう何百年も前に開発された処方でしょ。まあもちろんトーナメントを勝ち抜いてきた強者で、それ以降も挑戦してきたクスリや民間療法たちをけちらしてきたわけでしょうからそれはそれでかまわないのですが、例えば漢方の原料となる生薬もいくつもあるわけで、その全部の組合せが過去に全て試されたとは思えません。ということは、今までなかった合方を考えて、「平成湯」とか「尖閣衝突丸」（おっと、これはカットかしら）みたいな全くの新漢方薬はなぜ出でこないのでしょうか。「もういいや。今あるヤツで十分」というのではちょっと怠慢でしょう。誰か新薬を考えて開発を続けている人はいるんでしょうか。

　また、漢方薬の原料も古来からの生薬が使われていますが、これも今や昔むかーしの中国だけが世界ではありません。世界中を見渡した生薬の新規開発は行われているのでしょうか。例えばセイタカアワダチソウの根っ子を干したヤツとか、ブラックバスのウロコをから揚げにしたヤツとか、クジラの○ンタマ（えっ、目ン玉ですよ。目ン玉。何考えてんの。と、カットをまぬがれる芸）なんかは如何でしょうか。いえね、薬効が証明されたあかつきには有害外来

生物駆除に大変有用でしょうし、クジラの○ンタマが漢方的にエイズや認知症の特効薬だとわかった時の捕鯨禁止の欧米人のダンナ方の反応をぜひとも見てみたいとワクワクしているもんですから。ちなみに真面目な話、リンゴの木の皮は糖尿病に有効なようです。SGLT 2 阻害薬という新しい機序の糖尿病薬はそもそもリンゴの樹皮に含まれる成分がヒントになったという話を聞いたことがあります。これなんか世が世なら新しい漢方生薬になっていたかも知れません。

　これ以外にも世界中を見渡せば新しい生薬候補の動植物がゴロゴロところがっていることでしょう。それらを地道に調べる活動が続けられ、いずれ新しい生薬、新合方の漢方薬が登場して治療薬トーナメントを勝ち上がってくることを期待しておりますが、えっ、この辺どーなんだい。哲っちゃん。続編発売の折にはまず前書きでこのソボクな疑問にサクサクと回答するように。いいね。約束だよ。続編だよ。と、中外医学社企画部の五月女さんにも軽ーくプレッシャーをかけつつ、では皆さん、ここらでご陽気に中締めと参りましょう。お手を拝借。いよーお、シャン！。ではまた。

佐藤純一

初出一覧

第1回：月刊地域医学 Vol. 16 (12), 806-811, 2002.
第2回：月刊地域医学 Vol. 17 (1), 10-14, 2003.
第3回：月刊地域医学 Vol. 17 (3), 120-125, 2003.
第4回：月刊地域医学 Vol. 17 (4), 190-195, 2003.
第5回：月刊地域医学 Vol. 17 (5), 249-254, 2003.
第6回：月刊地域医学 Vol. 17 (6), 341-345, 2003.
第7回：月刊地域医学 Vol. 17 (7), 401-404, 2003.
第8回：月刊地域医学 Vol. 17 (8), 458-462, 2003.
第9回：月刊地域医学 Vol. 17 (9), 526-530, 2003.

## 著者略歴

## 佐藤　純一
<small>さとう　じゅんいち</small>

茨城県赤十字血液センター所長

1980 年　自治医科大学医学部卒業
　　　　 東京都立豊島病院研修医
1983 年　小笠原村立小笠原診療所医師
1985 年　東京都立豊島病院内科医師
1987 年　利島村国保診療所所長
1989 年　東京都立豊島病院に復帰
1992 年　（社）石岡第一病院院長
2009 年　現職

著書
『臨床看護に役立つ検査値の読み方』（単著/日本看護協会出版会 ［1992］）
『楽しく読んじゃう医学・看護学事典』（単著/日本看護協会出版会 ［1999］）
『医療現場のコミュニケーション』（共著/医学書院 ［1999］）
など


## 下田　哲也
<small>しもだ　てつや</small>

下田医院院長

1982 年　自治医科大学医学部卒業
　　　　 都立墨東病院にて臨床研修,
　　　　 利島村診療所や母島診療所にて勤務,
　　　　 都立墨東病院, 老人医療センター, 都立広尾病院にて精神科臨床に従事
1993 年　都立豊島病院東洋医学科主任
1995 年　下田医院（内科, 精神科, 漢方全般）開業

焦樹徳教授, 武沢民教授といった老中医に師事

著書
『医者とハサミは使いよう』（単著/コモンズ ［2002］）
『漢方の診察室』（単著/平凡社 [2003]）
『研修医・コメディカルのための精神疾患の薬物療法講義』（共著/金剛出版 ［2013］）
など

落語的漢方のすすめ
──メディカル・エンタテインメント，蘭方のたわ言・漢方の寝言 ⓒ

| 発　行 | 2014 年 8 月 10 日　　1 版 1 刷 |
|---|---|
| 著　者 | 佐藤純一 |
| | 下田哲也 |
| 発行者 | 株式会社　中外医学社 |
| | 代表取締役　青木　滋 |
| | 〒162-0805　東京都新宿区矢来町 62 |
| | 電　　話　　03-3268-2701（代） |
| | 振替口座　　00190-1-98814 番 |

印刷・製本／有限会社祐光　　　　　　　＜KS・YI＞
ISBN978-4-498-06910-7　　　　　　　　Printed in Japan

**JCOPY**　＜(社)出版者著作権管理機構 委託出版物＞

本書の無断複写は著作権法上での例外を除き禁じられています．複写される場合は，そのつど事前に，（社)出版者著作権管理機構（電話 03-3513-6969，FAX 03-3513-6979，e-mail: info@jcopy.or.jp）の許諾を得てください．